普通高等教育中医药类"十三五"规划教材
全国普通高等教育中医药类精编教材

推拿功法学

（第 2 版）

（供针灸推拿专业用）

U0188183

主　编

李江山　姚　斐

副主编

许　丽　于天源　彭旭明
李进龙　李冬梅　雷龙鸣

本书配套数字教学资源

微信扫描二维码，加入推拿功法
学读者交流圈，获取配套教学视
频、学习课件、课后习题和沟通交
流平台等板块内容，夯实基础知识

上海科学技术出版社

图书在版编目(CIP)数据

推拿功法学 / 李江山,姚斐主编. —2 版. —上海:
上海科学技术出版社,2019.6(2021.2重印)
普通高等教育中医药类"十三五"规划教材　全国普
通高等教育中医药类精编教材
ISBN 978 - 7 - 5478 - 4435 - 9

Ⅰ. ①推… Ⅱ. ①李… ②姚… Ⅲ. ①推拿－中医学
院－教材 Ⅳ. ①R244.1

中国版本图书馆 CIP 数据核字(2019)第 080832 号

推拿功法学(第 2 版)
主编　李江山　姚　斐

上海世纪出版(集团)有限公司
上海科学技术出版社 出版、发行
(上海钦州南路 71 号　邮政编码 200235　www.sstp.cn)
常熟市华顺印刷有限公司印刷
开本 787×1092　1/16　印张 7
字数 130 千字
2011 年 8 月第 1 版
2019 年 6 月第 2 版　2021 年 2 月第 9 次印刷
ISBN 978 - 7 - 5478 - 4435 - 9/R·1842
定价:30.00 元

普通高等教育中医药类"十三五"规划教材
全国普通高等教育中医药类精编教材

普通高等教育中医药类"十三五"规划教材
全国普通高等教育中医药类精编教材

普通高等教育中医药类"十三五"规划教材
全国普通高等教育中医药类精编教材

前言

新中国高等中医药教育开创至今历六十年。一甲子朝花夕拾，六十年砥砺前行，实现了长足发展，不仅健全了中医药高等教育体系，创新了中医药高等教育模式，也培养了一大批中医药人才，履行了人才培养、科技创新、社会服务、文化传承的职能和使命。高等中医药院校的教材作为中医药知识传播的重要载体，也伴随着中医药高等教育改革发展的进程，从少到多，从粗到精，一纲多本，形式多样，始终发挥着至关重要的作用。

上海科学技术出版社于1964年受国家卫生部委托出版全国中医院校试用教材迄今，肩负了半个多世纪的中医院校教材建设和出版的重任，产生了一大批学术深厚、内涵丰富、文辞隽永、具有重要影响力的优秀教材。尤其是1985年出版的全国统编高等医学院校中医教材（第五版），至今仍被誉为中医教材之经典而蜚声海内外。

2006年，上海科学技术出版社在全国中医药高等教育学会教学管理研究会的精心指导下，在全国各中医药院校的积极参与下，组织出版了供中医药院校本科生使用的"全国普通高等教育中医药类精编教材"（以下简称"精编教材"），并于2011年进行了修订和完善。这套教材融汇了历版优秀教材之精华，遵循"三基""五性""三特定"的教材编写原则，同时高度契合国家执业医师考核制度改革和国家创新型人才培养战略的要求，在组织策划、编写和出版过程中，反复论证，层层把关，使"精编教材"在内容编写、版式设计和质量控制等方面均达到了预期的要求，凸显了"精炼、创新、适用"的编写初衷，获得了全国中医药院校师生的一致好评。

2016年8月，党中央、国务院召开了新世纪以来第一次全国卫生与健康大会，印发实施《"健康中国2030"规划纲要》，并颁布了《中医药法》和《〈中国的中医药〉白皮书》，把发展中医药事业作为打造健康中国的重要内容。实施创新驱动发展、文化强国、"走出去"战略以及"一带一路"倡议，推动经济转型升级，都需要中医药发挥资源优势和核心作用。面对新时期中医药"创造性转化，创新性发展"的总体要求，中医药高等教育必须牢牢把握经济社会发展的大势，更加主动地服务和融入国家发展战略。为此，精编教材的编写将继续秉持"为院校提供服务、为行业打造精品"的工作要旨，在全国中医院校中广泛征求意见,多方听取要求,全面汲取经验,经过近一年的精心准备工作,在"十三五"开局之年启动了第三版的修订工作。

本次修订和完善将在保持"精编教材"原有特色和优势的基础上,进一步突出"经典、精炼、新颖、实用"的特点,并将贯彻习近平总书记在全国卫生与健康大会、全国高校思想政治工作会议等系列讲话精神,以及《国家中长期教育改革和发展规划纲要(2010—2020)》《中医药发展战略规划纲要(2016—2030年)》和《关于医教协同深化中医药教育改革与发展的指导意见》等文件要求,坚持高等教育立德树人这一根本任务,立足中医药教育改革发展要求,遵循我国中医药事业发展规律和中医药教育规律,深化中医药特色的人文素养和思想情操教育,从而达到以文化人、以文育人的效果。

同时,全国中医药高等教育学会教学管理研究会和上海科学技术出版社将不断深化高等中医药教材研究,在新版精编教材的编写组织中,努力将教材的编写出版工作与中医药发展的现实目标及未来方向紧密联系在一起,促进中医药人才培养与"健康中国"战略紧密结合起来,实现全程育人、全方位育人,不断完善高等中医药教材体系和丰富教材品种,创新、拓展相关课程教材,以更好地适应"十三五"时期及今后高等中医药院校的教学实践要求,从而进一步地提高我国高等中医药人才的培养能力,为建设健康中国贡献力量!

教材的编写出版需要在实践检验中不断完善,诚恳地希望广大中医药院校师生和读者在教学实践或使用中对本套教材提出宝贵意见,以敦促我们不断提高。

全国中医药高等教育学会常务理事、教学管理研究会理事长

胡鸿毅

2016年12月

推拿功法学是研究推拿功法的训练方式方法、机制效应及其临床应用的一门学科,是中医药院校针灸推拿学、康复治疗学等专业的一门专业基础课程和主干课程。

本教材由湖南中医药大学组织,与上海中医药大学共同主编,全国高校教学一线资深教师联合编写,汇集了各院校多年来推拿功法教学的经验和推拿功法学科研究的新成果、新观点、新理论和新方法。

本教材编写的指导思想是:贯彻本精编教材系列"经典、精炼、新颖、实用"的特点,坚持继承与创新相结合,强调推拿功法的训练,重视教材的可阅读性,教材主要内容符合推拿功法学教学大纲的知识点,突出教学重点和难点,既使学生易学易读易练,又能方便教师的授课。

针对目前各地中医药院校的实际授课学时数,我们在突出推拿功法训练的基础上,适当减少理论内容,压缩文字篇幅。同时,根据课程目标,编制了以扫描二维码作为本课程学习的辅助模式,包含教学视频、学习课件、课后习题和沟通交流平台等板块,这是出版融合发展方面的积极创新,对推拿功法学教学具有积极的推动作用。

本教材绪论由姚斐、矫俊东、严晓慧、李中正负责编写,第一章由李冬梅、刘俊昌、金道鹏负责编写,第二章由李江山、于天源、姚斌彬、刘小卫负责编写,第三章由李进龙、齐凤军、翟春涛负责编写,第四章由许丽、刘波、林丽莉负责编写,第五章由彭旭明、彭科志、徐联洋、林法财负责编写,第六章由姚斐、赵强、王一洲负责编写,第七章由雷龙鸣、赵吉忠、祝木星、初晓负责编写。全书由李江山、姚斐统稿。

本教材适合全国普通中医药院校五年制、七年制针灸推拿学专业,以及骨伤、康复、运动医学专业(或方向)的本科生,也可作为中医学专业或针灸推拿、康复治疗技术专科、高职的参考教材。

在教材编写过程中,得到了全国众多兄弟院校有关领导、同仁的鼎力帮助和支持,书中的功法视频和图片由湖南中医药大学龙专与唐坤华摄影师拍摄,曾源源、杨姗姗、胡伟、钟良协助拍摄,在此一并表示诚挚的谢意。希望各院校在使用过程中对本教材提出宝贵意见,以便及时修订提高,使教材更臻完善。

《推拿功法学》编委会

2019 年 5 月

本书配套数字教学资源

微信扫描二维码，加入推拿功法
学读者交流圈，获取配套教学视
频、学习课件、课后习题和沟通交
流平台等板块内容，夯实基础知识

绪　论

导学

要求通过学习,掌握推拿功法学的定义和推拿功法的基本概念,熟悉推拿功法与推拿的关系,了解推拿功法的学习方法。

推拿功法学是中医推拿学的重要组成部分,是在中医学理论指导下,研究推拿导引功法的训练方式方法、临床应用及其效应机制的一门专业基础学科。推拿功法是中国传统功法在推拿学科中的具体应用,推拿工作者通过推拿功法锻炼,增强身体素质和心理情绪调控能力,培养、提升推拿技能水平;掌握制订推拿功法的养生康复体疗处方的方法与指导运用,从而进一步巩固提高推拿效应;推拿功法还可以有效地防治推拿工作者的职业性疾病。

推拿功法的受众面广泛,不仅是推拿工作者的专业必修课程,也是临床常见病、多发病患者增强体质、提高防病抗病能力的重要方法。广大人民群众可以习练推拿功法,达到强身健体、导引气息、调节情绪、延年益寿的目的。

推拿功法是推拿手法疗效发挥的基础,也是临床推拿体疗的处方主体,能巩固与提高临床疗效,是临床工作区域的扩大与延伸。推拿功法和推拿手法是中医推拿保健、治疗、康复工作中发挥协同作用、缺一不可的两个分支。

少林内功、易筋经、调息筑基功、推手、延年九转法是推拿功法的常用功种,五禽戏、八段锦、六字诀、因是子静坐法、老子导引法和二十四气导引坐功等传统功种也在推拿功法中广泛应用。

一、推拿功法与推拿的关系

(一) 推拿专业功力与推拿功法

中医经典著作《黄帝内经》把导引功法和按摩手法作为防治疾病的重要手段纳入医学体系之中,并指出了导引按摩的发源地是中国以河南为中心的中原地区。《素问·异法方宜论篇》记载:"中央者,其地平以湿,天地所生万物也众。其民食杂而不劳,故其病多痿厥寒热,其治宜导引按跷。故导引按跷者,亦从中央出也。"

《灵枢·官能》最早记载了对推拿从业人员的功力要求与考核方法:"黄帝曰:明目者,可使视色。聪耳者,可使听音。捷疾辞语者,可使传论。语徐而安静,手巧而心审谛者,可使行针艾,理血气而调诸逆顺,察阴阳而兼诸方。缓节柔筋而心和调者,可使导引行气。疾毒言语轻人者,可使唾痈咒病。爪苦手毒,为事善伤者,可使按积抑痹……手毒者,可使试按龟,置龟于器下而按其上,五十日而死矣;手甘者,复生如故也。"从文中可了解当时推拿从业人员的职业标准:一是可以具备"五十日"按龟测试的全身功力;二是具备手掌部爪苦手毒的内功,具体表现为手部力量、耐力和手热。明代方以智《通雅》云:"手毒:手心热者。黄帝医书有《官能》之篇,曰疾毒言语轻人者,可使唾痈咒病。爪苦手毒,为事善伤者,可使按积抑痹。各得其能,其名乃彰。何子元曰:手毒可使试按龟,五十日而龟死;手甘者复生。盖人手心有火,故能运脾助暖,有极热者按物易化。"清代陆凤藻《小知录》亦云:"手心热者曰手毒。"

目前没有文献资料直接表现这一时期推拿从业人员进行功力训练的练功方法,但是可以推测推拿从业人员为了达到"爪苦手毒"的选材标准,并通过"按龟试手"的考核方法,可能从这一时期盛行的多种古代导引、吐纳中汲取了一些有用功法,开展职业测评的功力训练。

许多推拿功法对于手法内力和全身功力都有显著的提升作用。如少林内功中的站裆势、马裆势、弓箭裆势等可增强下肢力量,提高躯体稳定性,调节内脏系统功能,训练思想意识的集中力,增强情绪调控力,全面培养全身功力。前推八匹马、倒拉九头牛等可增加手臂、手掌、手指的力量、力量控制能力和耐力,提高手掌手指部的热效力、手感和深透性,进而从步、身、手、意四个方面整体提升推拿工作者的功力和手法内功。调息筑基功中的调息定神法和采吸法等可以训练全身各部位关节协调放松,增强舒缓呼吸的可控力,协调全身功能与手掌内力的综合应用。通过功法练习可以提高全身与局部功力的整体应用能力,为充分发挥推拿手法效应打下扎实基础。

(二)导引体疗术与推拿功法

唐代太医院按摩科按摩博士的教学内容,在《新唐书》中称"导引之法",在《旧唐书》和《唐六典》称"消息导引之法",而"消息"即指推拿。消息导引既包括刺激性手法和导引性手法,也包括自我推拿和肢体动功。在这些文献中可以得知,从唐代起推拿医师在临床实践中,不仅运用传统手法技能,而且还要承担传统导引术的运用,即多种疾病或养生康复的体疗处方。唐代《千金要方》"推拿法"中老子推拿法和婆罗门推拿法的主要内容就是自我按摩和自我功法体疗。可见功法体疗结合手法操作在唐代已经成为推拿工作者防治疾病和养生康复的方法。

导引,据唐代释慧琳《一切经音义》的解释,包括"自摩自捏,伸缩手足",用于"除劳去烦"。上海中医药大学赵毅教授考证:在1984年出土于湖北省江陵县张家山的《引书》中记载的各种导引术除了主动的关节运动,还包括被动导引手法。由此可知,导引师的工作内容除了指导受术者开展保健康复性自我推拿和肢体主动运动外,还要进行受术者关节的被动运动手法。

从事导引体疗术的从业人员应当具备"缓节柔筋而心和调"职业要求,该记载最早见于《灵枢·官能》。"缓节柔筋而心和调",可以解释为全身躯体四肢筋肉柔韧,关节活动舒缓,心平气和。这些都是从事导引术的基本从业要求。明代张介宾在《类经》十九卷中指出:"导引者,但欲运行血气而不欲有所伤也,故惟缓节柔筋而心和调者乃胜其任,其义可知。今见推拿之流,不知利害,专用刚强手法,极力困人,开人关节,走人元气,莫此为甚。病者亦以谓法所当然,即有不堪,勉强忍受,多见强者致弱,弱者不起,非惟不能去病,而适以增害。用若辈者,不可不慎。"

从事导引体疗术的推拿工作者,必须通过传统功法练习达到"缓节柔筋而心和调"的身心状态,这样不仅可以正确、安全、有效地操作运动关节类手法,而且通过自身练功,了解自我身体关节筋肉的运动状态、呼吸控制和意念集中的过程,体会与患者感同身受的练习过程,从而掌握正确的调身、调息、调心的练功技术,为制订有效、安全、简便的功法体疗方案和正确指导功法练习积累实践经验。

（三）推拿流派与推拿功法

一指禅推拿流派、内功推拿流派、滚法推拿流派、脏腑推按流派、腹诊推拿流派是当代最具影响力的传统推拿流派。各流派根据其学术思想、操作法特点和临床防治方案,各自吸收古代优秀功法功种,经过历代的辗转传承和改造,逐步形成了各推拿流派的特色练功方法。一指禅推拿流派选用易筋经作为本派的练功方法,易筋经强调伸筋拔骨的练功体会,习练者在十二式动作练习中,全面动态体验人体各部位在不同状态下的筋肉关节伸展、旋转和稳定的过程,体会舒缓呼吸、适度意念与肢体动作的密切结合。该流派强调通过练功全面增强推拿工作者的手法功力和技能,成为发挥一指禅推拿流派十二大手法的内核动力。

少林内功不仅是内功推拿流派自我练功的基本功种,也是内功推拿流派治疗疾病的主要体疗处方,患者在接受推拿治疗前,先跟随推拿医师习练一套少林内功,增强全身气血运行,培育正气,然后接受一套辨证施术的内功推拿常规操作。内功推拿流派在呼吸系统等内科疾病的治疗、康复中产生了极好的临床疗效,享誉国内外。

（四）推拿职业性疾病与推拿功法

临床推拿是一种时间较长、动作较为单一、较强思维活动的操作工作方式,容易使操作者产生身心疲劳。长期工作疲劳的积累将诱发慢性疲劳综合征,并容易形成颈肩、腰背、肘腕、掌指部的运动性软组织损伤,造成推拿技能的下降。长期临床实践提示,推拿工作者应通过练功,增强体质素质,提高抗疲劳、抗损伤能力,培养正确的操作姿势和呼吸意念运用,并在职业性疾病的预防上做好充分准备。同时,在日常诊疗活动中,选用合适的功法,进行身心锻炼,保持推拿工作者良好的身心状态。

二、推拿功法学的学习方法

推拿功法学是一门理论与实践相结合的课程,在学习过程中,一方面要充分理解推拿功法的基础理论,在推拿功法锻炼过程中不仅做到知其然,还要知其所以然;另一方面,又必须身体力行,很好地进行自我练功实践。只有刻苦练功,才能对推拿功法具有一定的感性认识。在此基础上,加强功法与手法的联动练习,体会手法与功法的内在关联。通过疾病康复的功法体疗处方学习,加深功法临床与社区运用的实践体验。通过阅读一些有关导引的古代文献,掌握功法的一些常用研究方法,对继承与创新推拿功法也有重要的指导意义。

值得指出的是,功法的锻炼不可能一蹴而就,需要在功法理论的指导下,结合个人实际情况,循序渐进并长期坚持,才有可能意与气合、气与力合、具有一定的功力。

第一章 推拿功法学的发展简史

导学

本章介绍推拿功法的发展源流。通过学习,要求熟悉推拿功法的起源和近代、现代推拿功法的主要发展情况,了解先秦时期、秦汉时期、魏晋南北朝时期、隋唐五代时期、宋金元时期、明清时期的代表性功法。

推拿功法源于中国传统功法,是中国传统功法和中医推拿相结合的产物,是中国传统功法在推拿学科中的具体应用。由历代推拿工作者从临床实际出发,传承、汲取、凝练、改造了传统功法理论与锻炼方法,通过反复实践而总结形成的行之有效的增强推拿工作者身心素质、提高推拿技能水平、巩固推拿临床疗效的功法锻炼方案,同时也是深受广大人民群众欢迎的身心体疗方法。推拿功法的起源和发展与中国传统功法的历史密切相关,中国传统功法是推拿功法的母体。本章通过介绍传统功法的发展概况,展示推拿功法在历代演化的基本脉络。

一、推拿功法的起源

(一)源于生活

《韩非子·五蠹》载:"上古之世,人民少而禽兽众,人民不胜禽兽虫蛇。有圣人作,构木为巢以避群害。"远古时期,生活、生产环境恶劣,古人在生活、生产及与恶劣的自然环境的斗争中,体会到奔跑劳作、跳跃活动时身体会发热,静息修养时身体会凉爽,如《素问·移精变气论篇》记载"人居禽兽之间,动作以避寒,阴居以避暑";加之生死观念的出现促进了人类对死亡的恐惧和对生命长存的向往,从而形成了原始的"吐纳""导引"等古老的自我保健方法,这是推拿功法的起源之一。

(二)源于古代舞式体操

《吕氏春秋·古乐篇》记载:"昔陶唐之始,阴多滞伏而湛积,水道壅塞,不行其原,民气郁阏而滞着,筋骨瑟缩不达,故作舞以宣导之。"《路史·前纪》也有类似的记载:"阴康氏时,水渎不疏,江不行其源,阴凝而易闷,人既郁于内,腠里滞着而多重脂,得所以利其关者,乃制为之舞,教人引舞以利导之,是谓大舞。"当时,华夏文明发源地之一的中原地带,洪水泛滥,水湿之气过盛,水湿淹渍,湿冷阴郁,时人易患关节疼痛、肌肤重着、关节不利等病证。人们从长期劳动实践中总结出一些舞式体操来防治上述疾病,通过一些简单的舞蹈动作活动躯体关节,使全身气血通畅以祛水湿之气。这种舞式体操成了古人防治疾病的主要锻炼方法之一,这是推拿功法的起源之二。

(三) 源于导引

目前在《黄帝内经》中有导引的最早记载,《素问·异法方宜论篇》记载:"中央者,其地平以湿,天地所生万物也众。其民食杂而不劳,故其病多痿厥寒热,其治宜导引按蹻。故导引按蹻者,亦从中央出也。"王冰注曰:"导引,谓摇筋骨,动支(肢)节。"《一切经音义》记载:"凡人自摩自捏,申缩手足,除劳去烦,名为导引。"宋代曾慥在《遂地》中也指出:"导引者,俯仰、屈伸也。"认为导引为自我按摩和肢体运动,这说明导引的核心为身体关节的屈伸活动。清代郑文焯在《医故》中说:"古之按摩,皆躬自运动,振摴顾拨,揉捺拗伸,通其百节之灵,尽其四肢之敏,劳者多健,辟犹户枢。"《庄子·刻意》中记载有"吹嘘呼吸,吐故纳新,熊经鸟伸,为寿而已",此为导引之士,养形之人,彭祖寿考者之所好也",最早提出导引与吐纳的名称并指出其作用为"养形""为寿",说明当时导引修行之人已采用吐纳仿生开展养生保健以求长寿。这些肢体运动、吐纳与自我按摩的导引术是推拿功法的起源之三。

(四) 源于武术

远古时期,人们以部落的形式聚集生存,各部落之间常有战争。部落势必研究技击与强身之法,角斗与拳击就是基于这种实际需要发展起来,然后形成武术的。《汉书·武帝纪》记载:"元封三年(公元前108年)春,作角抵戏,三百人皆来观。"角斗成为当时人们喜闻乐见的戏曲主题,可见当时武术的盛行程度。尽管当时武术的目的是为了克敌制胜,但其本身也是一种很好的强身健体方法。因此,一些武术套路中具有强身养生方面的锻炼方法也为古代练功者改编,形成身心保健、康复健体的锻炼功法。如传统内功推拿流派的少林内功就是根据古代武术拳种查拳的套路编创的,太极拳中的推手训练套路也成为推拿关节康复功法的基本手段。武术成为推拿功法起源之四。

二、各时期的传统功法发展

(一) 先秦时期

春秋战国时期,是中国历史上一个重要的社会转型时期,也是一个社会变动剧烈的时期,这期间诸子蜂起、百家争鸣,是中国思想文化的大繁荣时期。其间道家、儒家、医家和《周易》《吕氏春秋》等对中国传统功法的理论和实践产生了深刻影响。导引术和行气法(即呼吸锻炼法)成为当时的主要功法。

《黄帝内经》作为现存最早的中医经典著作,对当时的中医学理论进行了总结,中医学的发展进入了一个全新的时代。《素问·异法方宜论篇》中,总结了当时六种主要的医疗方法,即砭石、毒药、灸焫、九针、导引、按蹻,其中导引就是传统的功法。而《灵枢·病传》中所列的当时一些医疗措施中,包括"导引行气、乔摩、灸、熨、刺、焫、饮药"诸项,导引行气、乔摩被列在首位。《素问·上古天真论篇》中的"恬淡虚无,真气从之,精神内守,病安从来"和"呼吸精气,独立守神,肌肉若一"等,是当时对功法最有名的描述。《素问·奇病论篇》中也指出,一些疾病如"息积"的治疗必须"积为导引服药,药不能独治也",将导引与内服药结合起来。北宋刘温舒收集补充的《素问遗篇·刺法论》的记载:"肾有久病者,可以寅时面向南,净神不乱思,闭气不息七遍,以引颈咽气顺之,如咽甚硬物,如此七遍后,饵舌下津令无数。"这是一则较具体的导引治病功法。可见功法在当时已经备受医家重视,导引已作为预防疾病和治疗疾病的重要方法。

《史记·扁鹊仓公列传》中也记载了上古之时的几种医疗措施,包括汤液、醴洒、砭石、挢引、案扤、毒熨。其中的挢引即按蹻导引,案扤即推拿,"案"即按,"扤"是摇动和活动的意思,唐代司马贞在《史记索隐》中说案杌是指"按摩而玩弄身体使调也"。可见导引作为古代防病治病的功法,具有悠久历史。

道家的代表人物老子、庄子,都在他们的著作中提到过有关功法的内容。《老子》中的"虚其心,实其腹""绵绵若存,用之不勤""致虚极,守静笃"等,除反映他的哲学观点外,也是练功的方法,常为后人所引用。至于《庄子》中的"吹嘘呼吸,吐故纳新,熊经鸟伸,为寿而已。此为导引之士,养形之人,彭祖寿考者之所好也",则是对当时将呼吸吐纳仿生等导引方法作为养生方法的记载。文中所举的彭祖,相传是殷商时期有名的养生家,享寿800岁,后世常以他作为长寿人物的代表。

在其他一些著作中也有关于功法锻炼的描述。如《吕氏春秋》中记载:"流水不腐,户枢不蠹,动也;形气亦然。形不动则精不流,精不流则气郁。"将"流水不腐,户枢不蠹"的"生命在于运动"的思想发扬光大。该书又说:"精神安乎形,而寿得长焉。长也者,非短而续之也,毕其数也。"这与《黄帝内经》所提出的善于养生者能"尽终其天年,度百岁乃去"的思想是一致的。石刻本《行气玉佩铭》为"先秦时期最为盛行的行气法",是现存最早且较完整的关于呼吸锻炼的文献记载。铭文经郭沫若用现代通行文字译为:"行气,深则蓄,蓄则伸,伸则下,下则定,定则固,固则萌,萌则长,长则退,退则天。天几春在上,地几春在下。顺则生,逆则死。"郭沫若指出,这是深呼吸的一个回合。吸气深入则多其量,使它往下伸,往下伸则定而固;然后呼出,如草木之萌芽,往上长,与深入时的径路相反而退进,退到绝顶。这样,天机便朝上动,地机便朝下动。顺此行之则生,逆此行之则死。其所载深蓄、下伸的呼吸方式即为后来众多功法采用的腹式呼吸,该行气法也被后世俗称"周天行气法",对后世传统功法影响较大。

由此可见,在先秦时期,功法的锻炼和应用已经相当广泛。

(二)秦汉时期

秦汉时期,传统功法有了进一步的发展,一些功法出现套路练习,中医学理论开始指导功法锻炼,仿生养生与器具操作在功法实践中得以应用。这一时期最著名的功法即是华佗的五禽戏和《却谷食气》的"食气"法(即呼吸锻炼法)。

1973年底在长沙马王堆3号汉墓出土的大批帛书和竹简中,有《却谷食气》《导引图》《养生方》《杂疗方》等14种帛简医书,大多抄写于汉初或秦汉之际,从其内容来看,多数早于《黄帝内经》。14种医书中涉及功法最多的是《导引图》《却谷食气》,是研究古代功法宝贵的文献资料。

《导引图》经初步复原后,可辨认出共有画像40余幅,44个人物全身像,老少均有,男女各半。分坐式、站式、徒手、持械等不同导引姿势,有些画像周围写有简单的标题,以帮助理解图画。功法多数模仿动物,如螳螂、鹤、龙、鹞、猿、熊等飞禽走兽的动作而设计,这是我国养生功法的一大特点。从功法的具体形式来分,包含了四个方面的内容,一为徒手练功,如仿生动作练功;二为器械练功,如"以杖通阴阳"之类,图中共出现棍、盘、球、袋4种器械;三为行气吐纳,如"沐猴灌引热中";四是推拿按摩,如图中以双手搓腰、揉膝等。从术式的作用来看,可分为医疗功法和健身法两种。治病范围有内脏病、四肢及五官疾病、外感病,如引颓、引聋、引膝痛、引脚积、引项、引温病。《导引图》是我国乃至世界医学史上第一幅功法图,是以导引为名,融武术、体操、功法、按摩为一体的一种古代功法。

《却谷食气》是除《行气玉佩铭》之外,现存最早的一篇功法调息文献。全文近500字,现存字数不到一半。与《行气玉佩铭》不同的是,该篇不是叙述行气的具体过程,而是介绍却谷与食气的要求及注意事项。却谷即不食五谷,以服石韦代之,服石韦应根据月亮的盈亏而有规律地增减。却谷的目的是为了"食气",为了使吹(嘘)吐纳达到最佳的效果。食气应当注意锻炼的时间,要在夜卧早起时进行,呼吸的遍数根据年龄的大小而递增,特别是要注意选择气候条件,要避开四季的有害之气,而采食对人体有益的所谓"铣光""朝霞""行暨""端阳"等六气。以《却谷食气》为代表的这一功法流派的影响相当大,两汉时期不少著作中均有类似记载。如《楚辞·远游》中的"食六气而饮沆瀣兮,漱正阳而含朝霞",就是这一学说的反映。汉代的政治家张良,即是正史所载"导引不食谷"的第一位著名人物。两汉时期的许多著作,如《史记》《论衡》《抱朴子》《神仙传》等,都有却谷食气之法的详细记载。

东汉张仲景在《金匮要略》中指出:"若人能养慎,不令邪风干忤经络,适中经络,未流传脏腑,即医治之。四肢才觉重滞,即导引、吐纳、针灸、膏摩,勿令九窍闭塞。"说明导引吐纳有疏通气血、通利九窍、防治疾病的作用。

华佗根据《吕氏春秋》"流水不腐、户枢不蠹,动也,形气亦然"的理论,整编了一套"五禽戏"。据《后汉书·方术列传》记载:"佗语普曰:人体欲得劳动,但不当使极而。动摇则谷气得消,血脉流通,病不得生,譬如户枢,终不朽也。是以古之仙者,为导引之事,熊经鸱顾,引挽腰体,动诸关节,以求难老。吾有一术,名五禽之戏:一曰虎,二曰鹿,三曰熊,四曰猿,五曰鸟,亦以除疾,兼利蹄足,以当导引。体有不快,起作一禽戏,怡而汗出,因以着粉,身体轻便而欲食。普施行之,年九十余,耳目聪明,齿牙完坚。"导引之术向仿生学靠拢,并形成内容比较集中和动作比较连贯的套路,这是功法导引术的一个重大发展。

(三) 魏晋南北朝时期

魏晋南北朝时期改朝换代速度之快令人无法想象,政治上动荡不安,战乱频繁,特殊的时代背景造就了一批特定环境下的养生家。中医养生学派于魏晋南北朝之际获得了长足的发展,儒、释、道三家鼎立,养生风气大盛,为前所未有。养生内气锻炼、静坐吐纳成为功法的主要内容。三国时期,曹操曾召集了不少方术之士,其中包括一些有练功实践经验的人,如甘始、王真、皇甫谧等。曹丕在《典论》中说道:"甘陵甘始亦善行气,老有少容……后始来,众人无不鸱视狼顾,呼吸吐纳。"而《后汉书·王真传》中则有"王真年且百岁,视之面有光泽,似五十者,能行胎息、胎食之方"的记载。至于皇甫谧,据《千金要方》记载,他曾与魏武帝曹操论述过有关古代功法的问题,"魏武与皇甫谧曰:闻卿年出百岁,而体力不衰,耳目聪明,颜色和悦,此盛事也。所服食、施行道引,可得闻乎? 若有可传,想可密示内。谧上疏对曰:臣常闻道人蒯京,已有一百七十八,而甚丁壮。言人当朝朝食玉泉、琢齿,使人丁壮有颜色,去三虫而坚齿。玉泉者,口中唾也。朝旦未起,早漱津令满口,乃吞之,琢齿二七遍,如此者乃名曰练精"。

晋人张湛所著的《养生要集》,列养生大要十项:一曰啬神,二曰爱气,三曰养形,四曰导引,五曰言语,六曰饮食,七曰房事,八曰反俗,九曰医药,十曰禁忌。其中前4项都是古代功法的内容。

晋代医学家葛洪,也是一个提倡神仙导引的人。他在《抱朴子》一书中,记录了炼丹服药、养生延年、禳灾却邪之事。其中对按摩、导引、辟谷、服食、胎息等,有很多精辟的见解,在《抱朴子·内篇·至理》写道:"服药虽为长生之本,若能兼行气者,其益甚速。若不能得药,但行气而尽其理者,亦得数百岁。"对导引、胎息的记载非常详细,他认为,人、动物、植物都是自然的一部分,"且夫一致之善者,物多胜于人"。即动、植物的某些偏性胜于人,那么人应该主动效法自然界某些长寿的动物,如对龟、鹤之类的动物加以模仿,他在《抱朴子·内篇·对俗》中说:"知龟鹤之遐寿,故效其导引以增年。"另外,葛洪不拘泥于某种或某类动物的模仿上,还有所创新、有所发展,《抱朴子·内篇·

微旨》上说:"夫导引不在于立名象物,粉绘表影着图,但无名壮也。或伸屈,或俯仰,或行卧,或倚立,或蹽躅,或徐步,或吟或息,皆导引也。不必每晨为之,但觉身有不理则行之。皆当闭气,闭气节其气冲以通也。亦不待立息数,待气似极,则先以鼻少引入,然后口吐出也。缘气闭既久则冲喉,若不更引,而便以口吐,则气不一,粗而伤肺矣。但疾愈则已,不可使身汗,有汗则受风,以摇动故也。凡人守行,骨节有声,如大引则声大,小引则声小,则筋缓气通也。夫导引疗未患之疾,通不和之气,动之则百节气畅,闭之则三宫血凝,实养生之大律,祛疾之玄术矣。"就是说,导引不一定要像猿跳兔蹦、蛇屈龟息、熊经鸟伸那样,而可以依照自己的特点与需要,只要行之得法,施之有效,皆可属于导引术的范围,这是导引术理论的一个发展。

南北朝时期,道家兼医学家陶弘景辑录《养性延命录》是一部具有很高价值的养生名著,该书分为上下两卷,每卷各收专论 3 篇,包括《教诫篇》《食诫篇》《杂诫忌懷害祈善篇》《服气疗病篇》《导引按摩篇》和《御女损益篇》,记录了不少古代功法理论,汇集了先秦至魏晋时期众多养生学家的一些重要观点。其中,《服气疗病篇》《导引按摩篇》两部分中的有些内容,与目前应用的动静功法极为相似。《服气疗病篇》中不但对呼吸吐纳做了具体要求,还指出:"凡行气,以鼻纳气,以口吐气,微而引之,名曰长息。纳气有一,吐气有六。纳气一者,谓吸也;吐气六者,谓吹、呼、唏、呵、嘘、呬,皆出气也。凡人之息,一呼一吸,原有此数,欲为长息吐气之法时,寒可吹,温可呼;委曲治病,吹以去热,呼以去风,唏以散滞,呬以解极。"在陶氏以前的呼吸锻炼都是以练吸为主的,而以练呼为主的吹、呼、唏、呵、嘘、呬法则为陶氏所开创,后人称之为"六字诀"。此法经过不断充实,目前临床上仍可见应用。《导引按摩篇》的传统功法内容更为丰富多彩,现在所常用的动功,有不少已在该篇中出现。该书根据《导引图》,介绍了不少成套的动功。这些动功中有琢齿、漱唾、狼踞、鸱顾左右、顿踵、义手、伸足、熨眼、按目、引耳、发举、摩面、干浴、托头仰手、挽弓、托天、两手前推等。现存最早的华佗五禽戏,也列在其中。这些功法令人血气流通,祛风辟邪,齿尖目明,面有光彩,倘能长期坚持呼吸吐纳按摩导引之术,自可坐收强身健体之功。

魏晋时期社会思想的显著特点就是玄学、道教、佛教的兴起与发展,古印度高僧菩提达摩也于南北朝时期来到中国,527 年他在河南嵩山少林寺传授佛经,开创了佛教禅宗。他提出的禅定方法,世称"壁观",要求行者面壁而坐,终日默然。唐代道宣在《唐高僧传》中记载,壁观的目的是使心如壁立,不偏不倚。唐代宗密也在《禅源诸诠集都序》中说:"达摩以壁观教人安心,外止诸缘,内心无喘,心如墙壁,可以入道。"由这些记载我们大体可以推断,壁观是一种锻炼意念的静功修炼方法。

(四)隋唐五代时期

隋唐时期的统治者多热衷于养生,多次宣召潘师正、孙思邈、司马承祯等人宣讲养生之道。在政府机构成立专门的太医署,其职能在《唐书·百官志》和《唐六典》均有记载:"掌教导引之法,以除疾,损伤,折跌正之。"医疗功得到广泛应用,当时的主要医疗著作如隋太医博士巢元方所编撰的《诸病源候论》、孙思邈的《千金要方》、王焘的《外台秘要》中,都有关于功法的记载。

《诸病源候论》为隋代太医博士巢元方所著,书中列有各种证候 1 700 余条,是古医籍中记述疾病证候最为详尽的著作之一,其内容广泛吸取前人的导引养生思想和导引治病的经验之方,对后世医学的发展有很大影响。此书另一特点,是各证候之后不列方药,专以"补养宣导"之法治疗疾病。所谓"补养宣导",即是指养生、按摩、导引、吐纳等方法,其目的是"以代药品"。统计表明,此书所载的按摩导引疗法共约 200 余条。以下选引几条,以窥其大概。

《风身体手足不随候》:"治四肢疼闷及不随,腹内积气。床席必须平稳,正身仰卧,缓解衣带,枕高三寸,握固。握固者,以两手各自以四指把手拇指。舒臂,令去身各五寸,两脚竖趾,相去五寸。安心定意,调和气息,莫思余事,专意念气。徐徐漱醴泉。漱醴泉者,以舌略抵唇口牙齿,然后咽唾。徐徐以口吐气,鼻引气入喉,须微微缓作,不可卒急强作。待好,调和,引气,勿令自闻出入之声。每引气,心心念送之,从脚趾头使气出,引气五息、六息。一出一入为一息,一息数至十息,渐渐增益。得到百息、二百息,病即除愈。"

《风四肢拘挛不得屈伸候》:"立身上下正直,一手上拓,仰手如似推物势,一手向下,如捺物,极势,上下来去,换易四七。去膊内风,两膊井内冷血,两腋筋脉挛急。"

《风痹手足不随候》:"左右拱手,两臂不息九通。治臂足痛、劳倦、风痹不随。"

《头面风候》:"解发东向坐、握固,不息一通,举手左右导引,手掩两耳,治头风,令发不白,以手复将头五通脉也。"

《风湿痹候》:"以手摩腹,从足至头,正卧倦臂,导引,以手持引,足住任臂,闭气不息十二通,以治痹湿不可任,腰脊痛。"

其导引法的内容主要体现在两方面:一是肢体运动(多数徒手导引,少数有器械导引)配合呼吸与按摩。肢体运动,包括伸展手臂、屈伸膝足、前屈或旋转上体与头部等。这些动作类似于现代的体操动作,但导引法的这些动作配合有深长缓慢的呼吸调节。二是采用多个导引术式针对一种病证或采用一式式对应一病证的特点。

《千金要方》为唐代孙思邈所著,此书是唐代医学发展的代表性巨著,对后世的方剂学有着非常重要的影响,包括了临床各科的基本内容。有关导引内容丰富,辑录的既有道家导引法,又有佛教导引法。孙氏十分重视日常的保健养生,《千金要方》养性篇中说:"每日必须调气补泻,按摩导引为佳,勿以健康,便常然,常须安不忘危,预防诸病也。"按摩导引不仅能保持身体健康,预防疾病,尤其具有延缓衰老的作用。因此,《千金要方》养性篇特别强调"非但老人须知服食、将息、节度,极须知调身按摩,摇动肢节,导引行气。行气之道,礼拜一日勿住,不得安于其处致壅滞,故流水不腐,户枢不蠹,义在斯矣。"

在动功方面,《千金要方》按摩法中第一次详细介绍了印度的一套导引按摩术式,共18式,书中称作"天竺国按摩,此是婆罗门法"。这套健身术是在中国古导引术的基础上,为了肢体各部分得到锻炼而编制的,运动方式及强度比较适合老年人,且有很好的锻炼效果。在同一篇中,还介绍了中国古代的"老子按摩法",共49式,也是一种按摩与导引相结合的医疗体操。

《外台秘要》为王焘所著,他因《诸病源候论》有论无方,于是收集了大量医方及其他材料加以补充。对《诸病源候论》中有关病候及养生方导引法的内容均照原样录入,并补充了若干锻炼方法。

《唐六典》更对"导引之法以除疾"做了具体的解释,"消息导引之法,以除人八疾:一曰风,二曰寒,三曰暑,四曰湿,五曰饥,六曰饱,七曰劳,八曰逸。凡人支节腑脏积而疾生,宜导而宣之,使内疾不留,外邪不入"。这些论述是非常深刻的。

(五)宋金元时期

宋金元时期经济有了相当大的发展,城市人民的生活水平有了一定提高,故人们在追求延年益寿方面有了比较强的愿望。随着宋代科学文化如印刷术和造纸术的发展,以及医疗科学的发展,对功法养生术的发展提供了有利条件,并且中国传统医学流派在宋金元时期兴起,以"金元四大家"张从正、刘完素、李杲、朱震亨为代表的医学家们在各自的临证经验基础之上,结合《黄帝内经》《伤寒论》等古典医籍中的理论,形成了各种学派。在这一背景下,道教内丹术的兴起,也推动了传统功法进一步的发展。这一时期的导引养生理论成就主要体现了五个方面：一是著名文人学士对导引养生术的研习；二是张君房著《云笈七签》汇集了道家的导引养生术；三是陈希夷根据天人合一哲学思想，顺应自然的养生思想创编了"十二月坐功"；四是蒲处贯创造了"小劳术"；五是著名的"八段锦"的问世。

北宋末期的医学巨著《圣济总录》中，记载了许多导引按摩的资料。在导引部分，引录了《左洞真经按摩导引》中的各节：转胁舒足，鼓腹淘气，导引按摩，捏目四眦，摩手熨目，对修常居，俯按山源，营治城廓，击探天鼓，拭摩神庭，上朝三元，下摩生门，栉发去风，运动水土等。其中，有些是现在常用保健功法的前身，如击探天鼓，即今之鸣天鼓；拭摩神庭，即今之浴面；下摩生门，即今之摩腹。在服气部分，书中介绍了多种呼吸锻炼方法。其中的行气锻炼为经验之谈，如说："凡初行气之时，先安身和体，若气未调息不安，且止，和乃行之，气歪则形安，形安则鼻息调和，鼻息调和则清气来至。""凡服气，先导引为佳，每日能咽得三、五十咽津液，胜服诸药。""凡初服气，必须心意坦然，勿疑勿畏，若有畏惧，气即难行，若四体调和，意自欣乐，不羡一切事，即日胜一日。"

南宋初曾于太医院任教的张锐，在他所著的《鸡峰普济方》中载有两则导引法，一则脚气导引法，即现代动功的双手攀足；在另一则消食去滞的导引法中，提出"意者气之使，意有所到则气到。每体不安处，则微闭气，以意引气到疾所而攻之，必差"。这种以意领气的方法，也为现在练功人士所采用。

在金元四大家的著作里，也有不少关于古代功法治病的记载。如刘完素在《素问玄机原病论》一书中提到用六字诀治病，并著有《摄生论》一篇。以应用汗吐下三法为主的张从正，在他所著的《儒门事亲》中指出，凡是风寒之邪所发的疾病，在皮肤之间和经络之内，可用汗法，而将导引列为汗法之一，说："……导引、按摩，凡解表者，皆汗法也。"李杲在《兰室秘藏》中论及因劳倦而致的木旺乘土病证时说"当清之时，宜安心静坐，以养其气"，然后再配以中药治疗；在《脾胃论》中也数次提及养气。朱震亨在《丹溪心法》中则谈道："气滞痿厥寒热者，治以导引。"

《保生要录》中也有关于动功方面的记载，"养生者，形要小劳，无致到疲，故水流则清，滞则浊……故手足欲时气其屈伸，两臂欲左挽右挽——如挽弓法；或两手双拓——如拓石法；或腰胯左右转，时俯时仰；或两手相捉，细细挼——如洗手法；或两手相摩令热，掩目摩面。事闲随意为之，各十数而已。每日频行，必身轻、目明、筋壮，血脉调畅，饮食易消，无所壅滞，体少不佳快，为之即解"。

宋代一些文学家，如欧阳修、苏东坡、陆游等，也都有练习静功的体会和论述。欧阳修在《删正黄庭经》序中指出："后世贪生之徒，为求养生术者，无所不至，至茹草木，服金石及日月之精光。又有以谓此外物不足恃，而反求诸内者，于是息虑、绝欲、练精气、勤吐纳，专于内守，以养其神。其术虽本于贪生，及其至也，尚或可以全形而却疾。"这是他在反对贪生求仙的同时，而对内守功夫作出了能防病治病的正确评价。

苏轼收集了前人一些练功经验并结合自己体会，写下了一些养生练功笔记，有的记在《东坡志林》《仇池笔记》中，有的由后人编入《苏沈良方》中。他主张："善养生者使之能逸而能劳，步趋动作，使其四体狃于寒暑之变，然后可以刚健强力，涉险而不伤。"说明了人要懂得养生之道，能够做到劳逸结合，然后使身体能够适应四季寒暑气温的变化，这样有一个强壮的身体，就会有很强的抵抗疾病的能力了。在动以健身的保健思想下，他自编了简单易行的行气和按摩法等，这些养生术经过实践有很好的健身效果。为此苏轼留下了很多关于行气导引术方面的可贵资料，其中有东坡全集中的《养生诀——上张安道》《李若之布气》《侍其公气术》等著述。如："视鼻端，自数出入息，绵绵若存，用之不勤。数至数百，此心寂然，此身兀然，与虚空等，不烦禁制，自然不动。数之数千，或不能数,则有一法,其名曰随,与息俱出,复与俱入,随之不已,一息自住,不出不入。或觉此息,从毛窍中八万四千云蒸雾散,无始已来,诸病自除。"这是从数息到随息,进而至体呼吸的练功体会。

南宋爱国诗人陆游,也是古代功法的实践者,这在他的诗词中有所反映。如《睡丞》诗七绝一首云:"相对蒲团睡味长,一枕西窗半夕阳。"这是对练功入静后的体会。

八段锦是我国导引术发展成熟的标志之一,该功法将古代不同的导引术式编成套路,并以歌诀的形式广泛流传。"八段锦"之名最早见于宋代。北宋洪迈在他的《夷坚志》中论述道,"在宋政和七年之前,民间早已流行一种'虚吸按摩'的八段锦";南宋绍兴二十一年刊行的晁公武撰写的《郡斋读书志》中所引录的藏书目录中载有题为"吐故纳新之诀"的《八段锦》一卷。宋元时道人托晋人许逊所编的《灵剑子导引子午诀》中有"许真人引导诀",首次将《道枢·众妙篇》中的八段锦文字改为歌诀形式,即"仰托一度理三焦,左肝右肺如射雕,东肝单托西通肾,五劳回顾七伤调,游鱼摆尾通心脏,手攀双足理于腰,次鸣天鼓三十六,两手掩耳后头敲"。这是继南宋曾慥《道枢·众妙篇》中首次以文体记载八段锦功法后,第一次以歌诀的形式记载的该功法套路,口诀形式易于流传和记忆,《灵剑子导引子午诀》在八段锦功法系统的形成过程中可谓功不可没,是其重要的里程碑。

在此期间,还有一些养生专书问世。较著名的是宋代陈直的《养老奉亲书》,此书后经元代邹铉续增后,称《寿亲养老新书》,其卷三中的"太上玉轴六字气诀",为论述六字诀方法的最具体者,有较大的参考价值。

(六) 明清时期

传统功法发展到明清时期,已经广泛地为医家所掌握并加以应用。

明初王履在所著的《医经溯洄集》中,发挥了《黄帝内经》"亢则害,承乃制"的理论,指出:"且夫亢之气也,固亦有亢而自制者,苟亢而不能自制,则汤液、针石、导引之法以为之助。"这里是说,当气之甚而过极致有害时,必须予以制止,而导引则是可采用的一种方法。

明代中叶,徐春圃编有《古今医统大全》100 卷。这是一部博采众家之长,统加整理,分科汇编的医学全书。在书的后数卷,记载了大量的包括古代功法在内的养生经验,除静功外,也重视动功锻炼。如"凡人无问无事有事,须日要一度,令人自首至足,但系关节处,用手按摩各数十次",这样做能预防感冒。

李时珍对功法也有深刻体会。他在《奇经八脉考》中,参照道教内丹术的资料,强调任、督两脉与阴跷脉的重要性,认为"任督两脉,人身之子午也,乃丹家阳火阴符升降之道,坎水离火交媾之乡……人能通此两脉,则百脉皆通……鹿运尾闾能通督脉,龟纳鼻息能通任脉,故两物皆长寿。此数说皆丹家河车妙旨也"。他还提出了练功与经络的关系是"内景隧道,唯返观者能照察之"这一著名论断。

明代胡文焕校辑的《格致丛书》中辑有各家关于按摩和导引的论述,颇能切中要点。该书中所辑录的《摄生要义·按摩》中说:"夫存想者,以意御气之道,自内而达外者也;按摩者,开关利气之道,自外而达内者也,故医家行之,以佐宣通,而摄生者贵之以泄壅滞。"《摄生要义·导引》根据老子导引四十二势、婆罗门导引十二势、赤松子导引十八势、钟离子导引八势、胡见素导引法十二势,撮其切要者十六条加以介绍,认为"学者能行一二过,久久体健身轻,百邪皆除,走及奔马,不复疲乏矣"。

明代聂尚恒撰写《医学汇涵》,对一味追求偃卧、吐纳、坐忘等养生法提出了异议,认为宜多加运动,他在该书中说:"导引法,保养中一事也。盖人之精神极欲静,气血极欲动,但后方士亦以此惑人为仙术。所以王褒颂曰：何必偃卧屈身如彭祖，吹嘘呼吸如乔松，眇然绝俗离世哉？认真只是舞蹈，以养血脉意，其法虽粗，有益闭关守病之士。盖终日屹屹端坐最是生病。人徒知久立久行之伤人，而不知久卧久坐之尤伤人也。"其论点值得今人深思之。

明代曹士珩在《保生秘要》中列举了 40 种病证的导引运动方法，可惜此书已佚。但有关资料为清代金鳌所著的《杂病源流犀烛》所收集。曹氏认为："导引运动本养生家修炼要诀，但欲长生，必先却病；其所导引运动，皆属却病之法，今各附于篇末，病者遵而行之，实可佐参药力所不逮。"这种能长生者先能却病的观点是很正确的。《保生秘要》中关于"鼓胀导引"描述："坐定擦手足心极热，用大指节仍擦摩迎香二穴，以畅肺气，静定闭息，存神半响；次擦手心摩运脐轮……如久病难坐，用得力人扶背，慎勿早睡，恐气脉凝滞，神魂参错，效难应期，手足可令人摩擦。患轻者一七能取大效，重则二七、三七，五鼓尽消，屡屡取验，妙入神也。"又如"虚劳导引"，《保生秘要》曰："掌心无事任擦搓，早晚摩两胁、肾俞、耳根、涌泉，令人搓百四十回，固精多效。"

明代高濂的《遵生八笺》中也有不少保健功法的内容，其中的"真西山先生卫生歌"云："食后徐徐行百步，两手摩胁并腹肚，须臾转手摩肾堂，谓之运动水与土……摩热手心熨两眼，仍更揩擦额与面，中指时将摩鼻频，左右耳目摩数遍，更能干浴遍身间。"

清初尤乘的《寿世青编》，是根据前人的有关著述而编撰的，如其中的"十二段锦动功"与《夷门广牍·赤凤髓·八段锦导引诀》同。其中"导引约法篇"与《格致丛书》的"导引篇"同。

清代王祖源编辑的《内功图说》与叶志诜辑的《颐身集》（包括元代邱处机编的《摄身消息论》1卷、明代冷谦编的《修龄要旨》1卷和清代汪昂编的《勿药元诠》1卷、汪昂辑的《寿人经》1卷、方开辑的《延年九转法》1卷），不仅阐述了人与天地四时相应的理论，还介绍了饮食起居、调息等知识，以及"静功""动功"等练法，其中"八段锦""十二段锦""易筋经"为推拿学者所采用，特别是易筋经与一指禅推拿学派的关系十分密切。这些练功方法也是现在广大群众喜好的锻炼方法。

《内功图说》中除转载了五代书法家杨凝式写的"神仙起居法"外，还有一套"分行外功法"。内容包括"心功、身功、首功、面功、耳功、目功、口功、舌功、齿功、鼻功、手功、足功、肩功、背功、腹功、腰功、肾功"17节，是一套比较完整的保健功法。方开所编的"延年九转法"共9节，主要是摩胸、腹、脐和转腰，其次是活动肢体，方法简便易行而有效。正如该书"全图说"所云："摩腹之法，以动化静，以静化动，合乎阴阳，顺乎无行，发其生机，神其变化。故能通和上下，分理阴阳，去旧生新，充实五脏，驱外感之诸邪，消内生之百症。补不足，泻有余，消长之道，妙应无穷，何须借药烧丹，自有却病延年之实效耳。"

清代两位著名的温病学家叶桂和吴瑭，都是古代功法的实践者。叶桂近 80 高龄，仍精神矍铄，不知疲倦。他常说："子午参以静功，俾水火交，阴阳偶，是药饵以外功夫，皆植生气之助。""用元功经年按法，使阴阳交，而生生自振，徒求诸医药，恐未必当。"作为一个临床医学家，对古代功法有如此深刻的认识，是从实践中来的。稍后的吴瑭，在阐发调治奇经之法时指出："八脉丽于肝肾，如树木之有本也。阴阳交媾，胎前产后，生生化化，全赖乎此。古语云：医道通乎仙道，此其大门也。"这里的仙道，实是指古代功法。

清代后期，潘霨编著《卫生要术》，书中指出："人之脏腑经络气血肌肉，一有不慎，外邪干之，则病。古之人以针灸为本，继之以砭石、导引、按摩、酒醴等法，所以利关节和血气，使速去邪，邪去而正自复，正复而病自愈。平日尤重存想丹田，欲使本身自有之水火，得以相济，则神旺气足，邪不敢侵。与其待疾痛临身，呻吟求治，莫若常习片刻之功，以防后来之苦。"该书正是在预防为主的思想指导下编撰而成，书中包含了不少导引按摩方面的知识。

（七）近代

辛亥革命后，在知识分子阶层中出现了一些讲静坐的人。如杨昌济在湖南第一师范学校，常向学生讲授静坐的要诀和功能；上海的蒋维乔则编写了《因是子静坐法》，此书在当时有较大的影响，对学习静坐有一些帮助，也起了一定的推动作用。但该书只讲静坐，不讲动功，则是一大缺憾。针对此点，毛泽东同志在 1917 年 4 月 1 日的《新青年》杂志上发表《体育之研究》一文，指出："静坐之法，自诩其法之神，而鄙运动者之自损其体。是或一道，然予未敢效之也。愚拙之见，天地盖惟有动而已。"

该时期的日本，正处于明治维新后期，也掀起了静坐热潮。主要有两派：一派是藤田灵斋派，一派是冈田虎二郎派。这两派练静坐的门生都相当多，两派各自的主要特点是：藤田氏主张自然腹式呼吸，用一种念头代替杂念；冈田氏主张逆式腹式呼吸，要求思想上无思无念。他们的著述在我国也有一定的流传。

（八）现代

中华人民共和国成立以后，政府十分重视中医学的继承和发扬工作，许多传统功法也被发掘整理出来，得到蓬勃发展。1955 年在唐山建立了有史以来第一个功法专业单位——唐山市气功疗养院，进行了医疗功法的临床观察，总结了临床经验，推广了"内养功"的锻炼方法。1956 年在唐山、北戴河先后开办了气功训练班，为各地培养了一批医疗功法专业人员。

在推拿界，练功的重要性也得到了充分认识。1956 年上海推拿专门学校成立，推拿练功以一门推拿学专业必修课程的形式确认下来，练功功法为"易筋经"和"少林内功"。随着中医推拿事业的发展，推拿练功也开始在国内广泛传播。20 世纪 70 年代起，推拿练功分别成为针推骨伤专业、针灸推拿学专业的选修课。1985 年，推拿练功成为推拿学本科专业的必修课程，其内容可见中医五版教材《推拿学》。1986 年在上海召开推拿学专业课程分化研讨会上，推拿练功被确认为专业基础课程，其教学内容可见国家教委的五年制本科推拿学专业课程设置要求。1989 年，推拿练功更名为"推拿功法"。几十年来，经各地共同努力，推拿功法学科的教、研、医紧密结合模式初步形成。

目前，推拿功法学课程已在全国大部分中医药院校开设，其中不少院校除开设推拿学专业的推拿功法课程外，还针对中医学专业、中医基础学专业、针灸学专业、中医学七年制专业、外籍留学生班等学生开设推拿功法学课程，年教学课时数为 150 学时左右。教学功法包括易筋经、少林内功、调息筑基功等多种功法，现在也有不少学校将站桩功、太极推手、八段锦、器械锻炼列为课程参考内容。推拿功法教材最早是上海推拿专门学校的讲义《推拿学》(1960 年，上海科学技术出版社)，以及《易筋经》《少林内功》单行本。在以后的中医第二、第三、第四、第五版教材，均有单列章节的推拿功法内容。一些中医药院校根据不同层次需要自编功法教材，如面向推拿学专科生的，有南京中医药大学金宏柱编写的《中国练功学》、山东中医药大学的《推拿练功》讲义等。针对推拿学本科生的，有上海中医药大学周信文编写的《推拿功法学》。此外，在众多推拿专著中也基本有推拿功法的内容。在实际教学中，各中医药院校都积极开展教学改革，有的从教学思路着手、有的从课堂授课方法改进、有的引入科研成果等，取得了良好的教学效果，给古老的推拿功法课程带来了全新面貌。

推拿功法学科研虽起步于 20 世纪 80 年代末，但发展迅速。1998 年"中国传统静力推拿功法训练对 β-内啡肽影响的实验研究"课题获得国家中医药管理局立项资助，并获得上海市科技成果奖。随后全国 10 余项推拿功法课题获得省部级、市局级立项。2007 年，由严隽陶领衔上海中医药大学附属岳阳中西医结合医院与上海中医药大学针灸推拿学院合作完成的"中医推拿防治老年骨骼肌减少症的研究与临床应用"获得上海市科学技术进步三等奖。该科研项目运用了"中医推拿防治筋病宜主动与被动相结合,以主动为主;功法锻炼与手法操作相结合,以功法为主;临床治疗与社区康复相结合,以社区为主"的理论,展示了传统推拿功法"易筋经"与推拿手法综合应用的方式方法,阐释了功法、手法防治老年骨骼肌减少症的机制,并提供了社区实践模式的研究资料。研究成果进一步完善了推拿功法功理功用,为其发展提供了重要的支撑。

第二章 推拿功法学的基本理论

导学

本章从推拿功法的基本作用、基本练习方法、练功注意事项、常用练功术语、现代研究进展、练功反应与处理以及功前准备和功后放松等方面介绍了推拿功法的基本理论。通过学习,要求掌握推拿功法的基本作用和"调身""调息""调心"的基本练习方法,"四要"和"六忌"的练功注意事项,功前准备和功后整理的基本方法;熟悉练功的正常反应和异常反应的处理,推拿功法应用的基本原则和流程。

第一节 推拿功法的基本作用

一、强身健体修神,充沛气血内劲

推拿练功通过调身、调息、调心,做到"内练一口气,外练筋骨皮",达到内外兼修、强身健体修神、充沛气血内劲的效果。推拿练功形神双修功效,使推拿医师具备充足体力、良好精神状态。通过推拿练功,使推拿医师周身机体气血旺盛、经筋脉络畅通,十分有益于推拿医师始终保持"阴平阳秘"的最佳工作状态。长期推拿练功,也可以使推拿医师增强内功,逐步产生内劲,进而有效发挥推拿手法的效应。

二、提高推拿专业技能,预防职业性疾病

推拿练功强调练习肢体姿势与动作,学习有序的呼吸方法和有益的情志控制力,从中培养推拿实践中规范的步法、身法、手法和眼法,达到四法合一的境界,进而充分协调发挥推拿医师身体各部技能,提高推拿操作功效,有效地预防推拿职业性疾病。少林内功、易筋经和推手术中下肢裆势的练习,使推拿医师下盘稳固灵活、步法协调,关节筋肉柔顺坚韧,能够胜任长时间的不同操作体姿;上肢动作练习使推拿医师手部内气充实,运劲自如;长期均匀节律的呼吸法和意念控制的学习,可以让推拿医师呼吸功能流畅,练习推拿操作中气、意、劲协同发挥的最佳操作模式。

在推拿练功的系统学习中,推拿医师逐渐掌握功法体疗锻炼的指导方法。在推拿工作中,根据实际情况,从"易筋经""少林内功""推手"等功法中,选择性地采用一种功法,或一组姿势或单个

动作,指导受术者进行体疗锻炼,以巩固、提高推拿手法保健养生康复的操作效应,增强受术者脏腑功能,提高受术者防病抗病的能力。

三、扶正祛邪,调节脏腑,养生延年

练功对人体的影响是整体的,通过特定的锻炼方法以增强体质、提高自身的抵抗力来实现对疾病的防治作用。

中医学认为致病因素有三类,即外因(风、寒、暑、湿、燥、火)、内因(喜、怒、忧、思、悲、恐、惊)和不内外因(饮食、起居、房事、劳倦等)。不管"内因""外因",还是"不内外因",实际上都是一些外部条件。有了这些外部条件,人体并不一定就会罹患疾病,这与机体的内在条件,即自身的抗病能力有关。所谓"正气存内,邪不可干;邪之所凑,其气必虚"。只有当机体抗病功能下降时,才有患病的可能。推拿功法通过"扶正""培育正气"来增强人体抵抗疾病的能力,减少发病的概率。同时,推拿功法应用特定的肢体运动方式、呼吸调节方法与自我按摩加强脏腑功能的调整,保持身心健康稳定。推拿功法的练习模式,有助于人们形成良好的生活习惯,培养正确的健康理念,使推拿功法练习者掌握养生延年的基本方法。

第二节　推拿功法的基本练习方法

"三调"技术即调身、调息、调心,是推拿功法练习的基本方法,三者之间是密切相关、不可分割的。

一、调身

调身,就是练功者的形体姿势符合功种特点和练习要求。无论何种功种对形体的姿势均有一定的要求,如静坐、站桩、躺卧或者行步等。然而,尽管功种不同,姿势亦异,但对调身的要求都一样,就是要自然放松。这里讲的"松",不是指松松垮垮、弛而不张,而是指松而不懈、柔和不僵。推拿功法的基本调身姿势包括卧姿、坐姿、站姿和走姿。

(一)卧姿

1. 仰卧式　练功者仰卧在床上,枕头的高低,以自觉舒适为宜。而上肢平伸于身体的两侧,肘臂放松,手指微屈,或虚握两拳,放于大腿的两侧;也可两手交叉相握,轻放于小腹上。此法易于进行"意守",也有助于形成腹式呼吸,两腿自然平伸,两脚靠拢或稍有分开;也可将一脚放在另一脚的脚踝上,练久时两脚可以调换一下。口齿轻闭,舌抵上腭,两眼轻轻闭合,或微留一线之缝,自然地注视着两脚的稍上方。

2. 侧卧式　向左侧卧或向右侧卧都可,一般以右侧卧为宜,胸腹腔器官有疾病者宜卧向健侧或采用仰卧式。右侧卧者,右肩在下,面向右侧躺卧,枕头高低以自觉舒适为宜。右腿平伸,左腿稍弯曲,轻放在右腿上。右手自然地放在眼睛前方枕头上,手距面部约两拳左右。左手自然地轻放在左腿上。口齿轻闭,舌抵上腭,两眼轻闭或微留一线之缝。

卧姿练功,主要是用于某些卧床不起和久病体弱的患者,也可用于睡前的诱导入睡和加快消除疲劳。但卧姿容易使人昏沉入睡,在增长体力方面不如站姿和坐姿。

(二) 坐姿

1. **平坐式**　又称普通坐式,可以坐在椅子、凳子上或床边练功。要求上体端正,含胸拔背,直腰,两脚平行着地,相距与肩同宽;松肩,沉肘,肘臂微屈,手心向下,轻放在两大腿上或两手相合放于靠近小腹的大腿根部。口齿轻闭或微开,舌抵上腭。

2. **盘坐式**　也称盘膝式,又分为自然盘膝坐式、单盘膝坐式和双盘膝坐式三种,其中以前两种为常用。自然盘膝坐式的动作要领是将两腿依照自己的习惯盘起来,两小腿交叉,将两脚置于两腿的下面,两脚跟抵于大腿后面的中部;上体端正,松肩屈肘,含胸虚腋,两手相合,置于靠近小腹部的大腿根部,其他要求均参照平坐式。单盘膝坐式动作要领是将一脚放在另一条大腿的上面,左腿盘在右腿的下面,左脚尖和右膝相对,右小腿置于左小腿的上面。双盘膝坐式是将左脚放在右腿上,同时将右脚放在左腿上,两足心均向上朝天。单盘膝、双盘膝的其他要求均同自然盘膝坐式。

3. **靠坐式**　是一种介于坐式与卧式之间的体式。按坐式要求将上体倚靠在被子或枕头上,后脑部不可悬空,大腿与躯干角度在 120°～140°,下肢采取自然盘膝坐式或两下肢平伸,以舒适得力、便于气血流通为宜。

坐姿介于站姿与卧姿之间,对体力的要求较卧姿为高,但较站姿为低,多用于身体虚弱不可久站的患者进行医疗保健锻炼。也是体弱患者由卧姿转为站姿,以增强体力的一种过渡姿势。

(三) 站姿

1. **自然站式**　身体自然站立,含胸拔背,收腹敛臀,松髋屈膝,两脚平行分开,脚尖稍内扣,与肩等宽;松肩,虚腋,屈肘,两臂自然下垂,掌心向里,手指向下,五指微屈分开;头顶平,两目微睁,默视远方或含光内视,口齿轻闭或微开,舌抵上腭。

2. **马步**　两脚左右平行开立(约为本人脚长的 3 倍),两脚掌着地,足尖正对前方。成平行状或略内扣,屈髋屈膝 45°以下呈半蹲式,或大腿接近 90°水平状半蹲,膝稍内扣不超过足尖,身体重心落于两腿之间,两手抱拳于腰间。两脚左右平行开立(约与本人两肩等宽),屈膝屈髋下蹲,称为小马步。两脚左右平行开立(约为本人五六脚掌长),屈膝半蹲,大腿成 90°水平状,称为大马步,又称为悬裆。

3. **弓步**　两腿前后开立(相距约本人脚长的四五倍),两脚掌着地,前腿屈膝半蹲,大腿接近水平,脚尖向前稍内扣,膝部和小腿与脚掌呈垂直;后腿挺膝蹬直,脚尖外展 45°～60°,斜朝前方,前脚尖和后脚跟在一直线上,上体正对前方,眼向前平视,两手抱拳于腰间。弓右腿为右弓步,弓左腿为左弓步。

站姿的优点是易调运气血,锻炼方便,体力增长较快等。但其负荷量较大,身体较易疲劳等,故重病体弱者初始不宜练习。

(四) 走姿

凡是在下肢走动的状态下进行锻炼的功法姿势,称为走姿,也称为活步功或行功。这种功法的肢体运动姿势更加多样化,功法种类也更为繁多。在姿势的结构上,有繁有简;在力量的运用上,有刚有柔;在动作上,有些动作挺拔苍劲,有些动作轻盈舒展,有些动作敏捷灵活,有些动作威猛刚强,有些动作气势磅礴等。这些练法的多样性,既可以适应多种情况的需要,也可以从各方面提高练功者的锻炼兴趣。五禽戏、郭林新气功是走姿功的代表功法。

二、调息

调息就是要求练功者根据功种特点和练习要求调整呼吸。绝大部分的功法要求呼吸自然平和,在自然平和的原则指导下,尽力做到呼吸"深、长、匀、细"。"深",指呼吸之气深达下焦(丹田);"长",指一呼一吸的时间较长;"匀",指呼吸之气出入均匀,无忽快忽慢现象;"细",指呼吸之气出入细微。这里必须指出的是,深、长、匀、细的呼吸并不是每一个练功者一开始均能达到的,而是练功过程中在安宁情绪、集中意念的基础上慢慢出现的。所以,练功者不要强求在短时间内即形成完整的深长呼吸,否则易使胸肌、腹肌紧张,阻遏气机下降,而出现气短、胸闷、胃胀、胁痛等症状。因此要顺其自然,就像日常生活中根本不注意呼吸一样。这样才能逐步地通过呼吸练习,使之由浅入深,由快至慢。练功到一定程度后,方可达到自然而平和的呼吸。在某些特定的功法中,对于呼吸方法有着特定的要求,如"六字诀""少林内功"等。

呼吸锻炼古代称为吐纳、练气、调气、养气、调息等,它是练功中的重要环节之一。我们每一个人无时无刻不在呼吸着,正如古人所说"一呼一吸为息,不呼不吸亦为息"。在平时,一般不会有意识地去注意呼吸,而在功法锻炼时必须有意识地去注意自己呼吸的调整,不断地去体会和掌握与自己身体情况相适应的呼吸方法,这就是呼吸锻炼。人的呼吸活动由自主神经系统支配,可以控制、调整它,或有意识地让它快一些或慢一些,或有意识让它深一些或浅一些。而呼吸活动又对人体生理各方面有着广泛的影响,有意识地、合理地调整呼吸,选用某种呼吸方法,使它对体机各方面的影响或增强或减弱,就可以达到调整整个机体的功能。从人的"后天"生命活动一开始,也就是从胎儿离开母体进行第一次呼吸到生命活动停止,呼吸运动就一刻不停地在进行着,故俗话说人对于空气的需要,就如同鱼对于水的需要那样重要。只要生命活动在继续,人就一刻不能停止呼吸。

人体只有不断地从空气中吸取氧气,并从体内呼出二氧化碳,才能维持正常的生命活动。古代练功家将这种"吸氧呼碳"的过程称作"吐故纳新",吐出旧的,纳入新的。功法锻炼中又将锻炼呼吸的方法称为"吐纳法"。"吐故纳新"是人体新陈代谢的一个方面,对人体十分重要。人体各部分组织如不能得到充分的氧气,生理活动就不能正常进行,大脑皮质的神经细胞只要数十秒得不到血氧供应,就不能正常活动。同样,体内二氧化碳的积留如果超过一定的限度,细胞组织的生理功能也会发生障碍。因此,正确的呼吸锻炼,对身体健康有很大的帮助。所以,历代练功家都对呼吸锻炼十分重视,并且积累了许多宝贵经验。推拿功法的基本调息方法包括静呼吸法、腹式呼吸法、意呼吸法等。

(一)静呼吸法

静呼吸法是练功者在精神活动相对安静的状态下,有意识地将呼吸锻炼得柔和、细缓、均匀、深长的呼吸法。常用的静呼吸法包括自然呼吸法、深长呼吸法和数息呼吸法三种。

1. 自然呼吸法 是呼吸锻炼的基础呼吸法和最低要求,为推拿功法中静呼吸法之一,是呼吸锻炼的起点。练功时,练功者对自己的呼吸要像平时那样,在思想上不要特别注意自己的呼气和吸气,但是这种呼吸锻炼方法又与平时呼吸不完全一样,是要求在身体放松、排除杂念、心神宁静的状态下,以自己的意念逐步地将呼吸锻炼到柔和、细缓、均匀的地步,并达到"意气相随"的境地。

2. 深长呼吸法　是在自然呼吸的基础上,逐步地将呼吸锻炼到深长地步的呼吸方法。练功时,吸气,口齿轻闭,舌抵上门齿内,以意将"气息"徐徐引至丹田,自然地稍作停顿之后,再将气缓缓呼出。呼气时,舌尖自然,口齿微开一小缝,将"气"自丹田经口缓缓呼出,呼气后也自然地稍作停顿,如此一呼一吸反复进行,逐步将呼吸锻炼到深长的地步。

3. 数息呼吸法　一呼一吸为"一息",数息就是用默数鼻端呼吸出入次数的方法对呼吸进行锻炼,可以数呼,也可以数吸。数呼是练呼,数吸是练吸,从1到10或到100,周而复始,此为数息呼吸法。数息法有很多种练法,当吸气时,口齿轻闭,从鼻吸气(鼻孔通气不畅时也可鼻口兼用),默数吸次数,以意将气缓缓引至丹田;气达丹田后,自然地稍作停顿,随后进行呼气,呼气时口齿微开一小缝,将气缓缓从口呼出,同时默读"呼"字。如此"一呼→二呼→三呼→……"地默数下去。初学者数到二三十次(2～3分钟)时,可以休息片刻,以后数息次数可以逐渐增加到100次(约10分钟)左右。当练到每分钟呼吸次数只有5次左右时,每次练习数息50次左右即可。

(二)腹式呼吸法

腹式呼吸法是随着吸气与呼气的运动,有意识地形成腹部一张一缩的呼吸方法。这种呼吸法,对胃肠运动和消化功能具有显著的改善作用。同时,这种呼吸法能使横膈肌上下活动幅度和腹壁前后活动幅度增大,可对内脏器官起到按摩作用,并通过神经系统的反射作用,对大脑皮质的功能产生有益的影响。常用腹式呼吸法有正呼吸法、反呼吸法、停闭呼吸法三种。

1. 正呼吸法　也称为顺呼吸法,通常指一般的腹式呼吸,是吸气时腹部逐渐隆起、呼气时腹部逐渐收进的呼吸方法。吸气时,用舌尖的稍后方自然地轻抵上腭,舌尖轻抵上门齿内侧,口齿轻闭,将气息缓缓地引至丹田,自然地稍作停顿(停顿时意守丹田),舌抵上腭不动,小腹随着吸气缓慢鼓起,随后将舌体放松,口齿微开,将气缓缓呼出,呼气后也自然地稍作停顿(也是意守丹田),同时随呼气再将鼓起小腹慢慢地缩回。如此一呼一吸、小腹一起一伏地反复练习。

2. 反呼吸法　也称为逆呼吸法,是指在吸气时腹肌逐渐收缩、腹部凹下,呼气时腹肌自然放松、腹部逐渐隆起的一种呼吸法。这种呼吸法的小腹运动,正好与顺呼吸法相反。吸气时,将舌体轻抵上腭,舌尖部轻抵上门齿内侧,口齿轻闭,将气缓缓引至丹田后,随吸气将小腹慢慢地向里边缩回,吸气后自然地稍作停顿,并意守丹田,舌抵上腭不动,随后将舌体放松,口齿微开,再将气自丹田沿鼻缓缓呼出,同时随呼气将缩回的小腹慢慢向外鼓起,呼气后,也自然地稍作停顿,停顿时意守丹田。如此一吸一呼、小腹一起一伏地反复练习。

3. 停闭呼吸法　是一种"以意领气"结合默念字句和有意识地停顿呼吸,以增强锻炼腹式呼吸强度的方法,其练法有吸呼停法和吸停呼法两种。

(1)吸呼停法:又称软呼吸法。具体练法(可以鼻吸鼻呼,也可鼻口兼用)是吸气时舌抵上腭,舌尖轻抵上门齿内侧,口齿轻闭,默念第一个字(如"自己静"的"自"字),同时自然地将气以意引至小腹部的气海穴处,随吸气的同时将小腹慢慢鼓起,但不可用力,随后进行呼气,呼气时舌体放松,口齿微开默念第二个字(如"自己静"的"己"字),将气缓缓呼出,呼出的同时,将鼓起的小腹慢慢缩回,呼气后进行呼吸的自然停顿,停顿时舌体及缩回的小腹不动,并默念最后一个字(如"自己静"的"静"字),如此按吸→呼→停→吸的次序反复练习。

(2)吸停呼法:又称硬呼吸法。具体练法(可以鼻吸鼻呼,也可鼻吸口呼,也可以鼻口兼用)是吸气时舌抵上腭,舌尖轻抵上门齿内侧,口齿轻闭,默念第一个字(如"自己静"的"自"字),同时将气缓缓吸入,以意将气引至小腹部的气海穴处,小腹也随吸气慢慢鼓起,吸气后,进行呼吸的自然停顿,舌抵上腭不动,默念第二个字(如"自己静"的"己"字),小腹的运动也随呼吸的停顿而不动,停顿后将舌体放松,口齿微开,默念最后一个字(如"自己静"的"静"字),同时随呼气将鼓起的小腹慢慢缩回,如此按吸→停→呼→吸的次序反复练习。

(三) 意呼吸法

意呼吸法是练功者在自己意念的诱导下,结合呼吸运动进行"气息"(呼吸和内气)锻炼的方法,有胎息法、踵息法、开合呼吸法三种。

1. 胎息法   又称脐呼吸法和先天呼吸法,是指练功者在自己意念的诱导下产生更柔和的腹式呼吸,腹部几乎不动,而想象脐部在呼吸,形若胎儿在母腹中的一种呼吸方法。具体练法是:吸气时,意想"气"是自丹田吸入,自觉有气自丹田向内收合的感觉,这时小腹随吸气自然地向里收缩,吸气后自然地稍作停顿,随后将气缓缓呼出,呼出时意想气是自丹田呼出,自然有气自丹田向外扩散的感觉。这时小腹将随呼气自然地向外鼓起,呼气后也自然地稍作停顿,随后再将气缓缓地吸入。如此一呼一吸,吸气微微,呼气绵绵,口鼻呼吸即逐渐细微,若有若无,若存若亡,唯在丹田处有一起一伏、一开一合的感觉,反复练习。

2. 踵息法   "踵息"在这里是指深息的意思,这是结合意守进行深长呼吸锻炼的一种方法,即在呼吸时将气息引导至脚心的涌泉穴处。具体练法是:吸气时,以意将气引导到丹田,静守片刻,呼吸也自然地作相应的停顿,随后进行呼气,呼气时以意将气自丹田经过气海→关元→会阴→沿两腿内侧引导到两脚的涌泉穴处,静守片刻呼吸也自然作相应的停顿,随后进行吸气,吸气时以意将气自涌泉穴处经大腿的后侧沿骶骨(长强穴)→命门引导到丹田处。如此一呼一吸,气息一降一升地缓缓进行,反复练习。

3. 开合呼吸法   是"以意引气"或配合一些动作而形成的有如在体表有一呼一吸、一开一合的体会与景象的呼吸法,包括体呼吸法与气孔呼吸法两种。

(1) 体呼吸法:是在丹田呼吸到纯熟时,结合"以意引气"而形成的一种开合呼吸。当行"丹田呼吸"到纯熟时,在口鼻呼吸逐渐细微和"若有若无""若存若亡"的状态下,唯在丹田处有一起一伏、一开一合、一呼一吸的感觉,此时如意念导引,吸气时意想"气息"从身体的各部由远及近地向丹田集聚(向丹田内收合),意守片刻,并自然地作相应的停顿,随后进行呼气,呼气时意想"气息"自丹田由近及远地向身体各部扩散与充盈,在呼气后也自然地稍作停顿。久之,随着呼吸的进行,即可有一阵阵"气感"均匀地向身体各部充盈。

(2) 气孔呼吸法:是指意守丹田后,"以意引气",意想全身气孔随呼吸一开一合的呼吸法。当意守丹田后,在"丹田呼吸法"纯熟的基础上,随呼气意想"气息"向身体各部充盈,同时意想全身的气孔也随着呼气而开张,随后进行吸气。在吸气时,意想全身的气孔随吸气在收合。如此随呼吸的进行,意想全身气孔在一开一合,似乎全身的气孔都有"气息"充盈开合的感觉,呼吸数次,则有气从体表出入,或见体表温度升高,或见皮肤出汗潮湿。

(四) 其他呼吸法

1. 读字呼吸法   是以默读字音进行呼吸锻炼的一种呼吸锻炼方法。其中最主要的是"六字气诀",通过口呼结合默念"嘘、呵、呼、呬、吹、嘻"字音,以调整脏腑、去除病邪的一种练呼气为主的呼吸锻炼法,又称为祛病延年六字法、六字延寿诀等。现存文献中最早记载"六字气诀"的《养性延命录》中说:"纳气有一,吐气有六,纳气一者,谓吸也,吐气六者,谓吹、呼、嘻、呵、嘘、嘶,皆出气也。"

基本练法：平坐或自然站式。方向：在半夜 11 时至次日午前 11 时,面向东;在午夜 11 时,面向南。做动功：叩齿 36 次,搅海 9 次,鼓漱 10 余下后,用意送咽下去。稍仰头以鼻徐徐吸进天地之清气,以补脏腑本身之气,随后呼气,同时稍低头撮口念字音,以吐出相应脏腑有余之气(与脏腑相配字音为：嘘—肝;呵—心;呼—脾;呬—肺;吹—肾;嘻—三焦或胆),念毕呼尽后,再稍仰头以鼻徐徐吸入天地之清气。

2. 内视呼吸法　是在意念中用"目光"注视着气,引导它在体内运动的一种呼吸锻炼方法。具体练法站、坐位均可。吸气时,以意中之"目"视气,引气自鼻至胸,经腹部,纳入丹田。同时收腹,提肛,提外肾。吸气要由轻而重,尽力吸,吸至不能再吸,然后闭息 3～5 秒,再轻轻地、慢慢地呼气。吐气时松腹,松裆,外肾下垂,全身放松。吐气越慢越轻越好。呼至不能再呼时,闭息 3～5 秒,再重新吸气。内视呼吸法练得好,连骨髓、毛发都好像会随着"内视"而呼吸。

3. 提肛呼吸法　吸气时,稍用意提起会阴部;呼气时,放下会阴部。

三、调心

调心即是将注意力(意念)集中到身体的某一特定的部位,或者将意念集中到某一事物上,再通过特定的呼吸,逐步使外驰的心神集中起来,练功杂念不断地得到排除,渐至杂念平息,进入功法状态。

(一) 松静法

有意识使身体放松,是练功中最基本的内容。从练功一开始,就要注意身体姿势摆放安稳妥当,舒服自然,并使之放松。在整个练功过程中,不断使这种放松程度加深,以解除各种紧张状态。这种有意识放松肢体、控制姿势的意念集中法是一种常用调心法。

(二) 意守法

常用的意守部位一般位于经络上的穴位。这种注意集中某一穴位的方法,一方面为了更好地排除杂念。另一方面,可以根据穴位的特点,激发经络气血,进而调节脏腑功能。常用意守部位以肚脐或脐下为主,神阙、涌泉、足三里、命门、关元等是常用意守的穴位。

(三) 控息法

在注意全身放松的基础上,为了有意识地使呼吸舒缓下来,思想安宁,可以采用数息法、随息法等呼吸调心技术。

(四) 默念法

在注意呼吸的同时默念字句,如吸气时念"静",呼气时念"松",或者采用类似的字句,给练功者一种良性暗示,起着安静放松的调心诱导作用。

(五) 观想法

在练功过程中,可以注意外部环境某一目标,通常是天空、湖水、绿树、花朵等美好的自然景色,诱导练功者产生安静开阔的练功心境。

第三节 推拿功法练习的注意事项

一、"四要"与"六忌"

(一)"四要"

1. **室内要温暖** 练功要求在室内温暖避风的条件下进行,以避免风寒湿邪侵犯人体。

2. **空气要新鲜** 练功需要吐故纳新,如果空气混浊,以浊换浊,势必有害人体,这就失去了练功的本意。

3. **身心要放松** 这里放松是指精神放松、机体活动柔和自然,所谓"恬淡虚无"。如果练功时心存杂念,喜怒不宁,思绪烦乱,就不要勉强练功。

4. **练功要定时** 定时练功,保证饮食、起居有常,生活要有规律,尽可能做到按时作息,养成良好的生活工作习惯。

(二)"六忌"

1. **忌汗出当风** 练功之后身出微汗,不可当风而立,因为出汗时,人体腠理疏松,毛孔开放,这时外邪容易入侵而致病,故古人云"避风如避箭"。

2. **忌强忍溲便** 练功前应先解大小便,不能强忍溲便进行练功,以免影响形体和思想的放松。即使在平时,也不宜久忍溲便,以防伤肾。

3. **忌饥饱练功** 练功宜在饭后1小时进行,练功前不宜过饱。饱餐之后,人体的气血集中于消化系统,如在此时练功,容易影响消化功能。

4. **忌纵欲耗精** "夫精者,身之本也"。有精就能化气,就能保持人体精力充沛,气机旺盛。因此,节欲保精,对练功者来说,尤为重要。养精、养气、养神是练功者的宗旨。

5. **忌纵口暴饮** 人以胃气为本,脾胃为后天之本,历代医学家、养生学家、武术家都十分注意胃气的保养,如朱震亨在《格致余论·养老论》中说"好酒腻肉,湿面细汁,烧炙烩炒,辛辣甜滑,皆在所忌"。即使"肠胃坚厚,福气深壮者",也不能"纵口图快于一时"。所以,节制饮食为养身的重要方面,切忌纵口暴饮。

6. **忌劳逸失度** 生命在于运动,经常活动,固然可以保持气血的通畅,但要注意劳逸适度。《素问·宣明五气论篇》曰:"五劳所伤,久视伤血,久卧伤气,久坐伤肉,久立伤骨,久行伤筋。"说明过度劳累也会给人们带来损伤。练功本身是养身祛病,但从另一角度来说,也是一种运动和消耗,故要根据各人的体质强弱而运动,不宜过度劳累。否则,也容易耗伤正气。《内经》云"不妄作劳",也正是这个意思。

二、练功运动量

练功运动量是指人体在练功过程中的生理负荷量,包括强度、密度、时间、数量和功法项目特性等,改变这些因素中的任何一个因素,都会使练功效果受到影响。强度是指练功过程中运动的程度。要求以练功者各自体质及生理适应程度而定,不可一概而论。密度是指单位时间内重复练习的次数。训练中常以密度作为一个因素来表示运动量的大小,故密度在运动量中反映时间与次数的关系,是运动量中的一个重要环节。时间是指在一次练功中,应考虑练功的总时间、单一功法完成时间、一次练习与下一次练习之间的间歇时间以及练习中完全休息的时间等。现代各项体育运动训练广泛采用的间歇训练法,就是建立在运动时间的组合基础上。数量是指一次练功中重复练习的量或练习总量。练功中没有一定的数量就没有一定的质量,也就没有良好的练功效果。练功项目的特性是指推拿功法的各种锻炼方法对人体影响作用的差异性,故在安排练功运动量时也就应考虑这个因素。运动量诸因素间的关系是相互依存、相互支持的,只有全面考虑诸因素,才能因人制宜地制订适合自身情况的运动量,从而保证良好的练功效果。

练功要真正取得成效,必须循序渐进,持之以恒。练功养生,增强体质,绝非一朝一夕之功,所谓"欲速则不达""功到自然成",是很有道理的。循序渐进贵在有恒。练功要想收效,必须要有一个过程,更要遵守循序渐进的原则。练功家有个传统的说法,即"百日一小成,千日一大成",就是强调练功必须经过 100 日以上才会有进展,必须经过 3 年以上才能进一大步,取得较大的成果。练功的循序渐进即是说在动作上要由简单到复杂,锻炼时间上要由少到多,练功要求上要从浅入深,练功的运动量要逐渐增加。简而言之,循序渐进实质上就是指要掌握好运动量的问题。

我国古代医学家和练功家对掌握运动量的问题是很有经验的,《后汉书·方术传》中记载:"华佗,字元化,晓养性之术。"华佗曾对他的学生吴普说:"人体欲得劳动,但不当使极耳,动摇则谷气得消,血脉流通,病不得生,譬如户枢,终不朽也。是古之仙者,行导引之事,熊经鸟顾,引挽腰体,动诸关节,以求难老。我有一术,名五禽之戏,一曰虎,二曰鹿,三曰熊,四曰猿,五曰鸟,亦以除疾,兼利蹄足,以当导引,体有不快,起作一禽之戏,怡而汗出,因以着粉,身体轻便而欲食。"吴普施行之,享年九十余,耳目聪明,齿牙完坚。被后人尊称为"药王"的唐代名医孙思邈也曾精辟地指出"养生之道,常欲小劳,但莫大疲及强所不能堪耳"的原则。宋代蒲虔贯著的《保生要录》中提出:"养生者形要小劳,无至大疲,故水流则清,沸则污。养生之人,欲血脉常行,如水之流。坐不欲至倦,行不欲至劳,频行不已,然要稍缓,即是小劳之术也。"这里的"不当使极耳""常欲小劳,但莫大疲",就是指运动不要过度,要适当掌握运动量的意思。

刚开始参加练功锻炼的人,常常容易产生两种偏差:一是运动量太大,动作过分剧烈,使体力消耗过大,人感到非常疲乏,出现头晕、心跳加快、气急、失眠、胃口不好等现象,有的因此对运动不感兴趣,甚至产生恐惧心理。即使像活动不剧烈的"甩手"运动,时间甩得过长,运动过量,也会出现头晕、发热、胸痛等现象。有些看来是练呼吸,但刻意追求,使呼吸运动过量,也会出现胸闷气塞、两胁疼痛等偏差。所以运动过量是不能练好身体的,相反会练坏、练伤身体。二是运动量过小,这虽然不会出什么问题,但达不到良好的健身效果。如毫不用力地动动腿、伸伸胳膊,而不达到一定程度的疲劳,是没有效果的。因为经过运动达到一定疲劳的机体,在运动结束之后的恢复过程中,会有一个超量恢复阶段。在这一阶段中,机体的能力不仅可以恢复到原来的水平,而且还会超过原来的水平,从而使体质逐步增强。

合理掌握好运动量是循序渐进的关键。首先要做到"因人制宜",由于每个人的体质不同、基础不同和个体差异,每个人练功的要求及运动量的大小也应该有所不同。如青年人可练得剧烈些,运动量可大些;而当步入中年,尤其到了老年,运动量就要适当减少;体质好的人运动量可大些,而体弱多病者就应酌情减轻。同时,还应根据各人的爱好和具体的情况,采取不同的练功方法。这样,才不会练伤身体。

第四节 推拿功法的常用术语

一、入静

入静又称为虚静、清静,是指练功过程中,在意念集中的基础上,对内、外刺激反应减弱,使心神处于一种高度安静、轻松舒适的特殊练功运动状态。古人说:"入静者,静处一室,屏去左右,澄清静虚,无私无营。"虚静是指"人中无物为虚,念头不起为静"。此外,入静与佛家功法的入定相类似,入定是指坐禅时,心不弥散,进入安静的禅定状态,即"入于禅定",故入静也称为神定。定,就是要将散乱的心念,通过一定的功法锻炼,集定于一处,是所谓"住闲静处,调身调息,跏趺宴默,舌抵上腭,心注一境"。入静既不同于正常和清醒状态,亦不同于入睡。入静是在有意识的锻炼中,无意识形成的,是在练功有一定的基础后才出现的。因此,入静的要点就是集中思想,排除杂念。入静的方法,常用的有意守丹田法、意守外景法、数息法、默念字句法等。练功者采用自己易于接受的入静方法,经过反复训练(重复,强化),再形过大脑皮质的"可塑性",即形成自己的入静条件反射(入静模式),并不断巩固,就容易入静了。

入静是练功的一个重要环节,意守是入静的一个手段,入静不是万念皆空,一念全无,而是以一念代万念,以一念除杂念。在意守时要"有意似无意""勿忘勿助",不要强行意守,过于勉强。姿势、呼吸和意守都要力求自然。入静后,偶有杂念起伏也是自然,不可心情焦躁,时间久了,"入静模式"巩固了,杂念也就少了,切不可将入静看得那么绝对、那么神秘。

二、杂念

杂念是指练功过程中出现的一些杂乱念头。若杂念此起彼伏以致意念不能集中、思想不能安宁,古人称之为散乱。散乱原是佛教用语,指贪、嗔和烦恼,是心思分散的一种心理过程,古人常喻为心猿意马。一般练功中的杂念,大多是工作中碰到的事情和以往生活上考虑过的问题,或者是漫无边际的遐想等。如果在练功中胡思乱想,使人恐惧、恼怒、情绪激动或心神不宁,则称之为恶念。在练功中某些杂念,是从练功者不纯正的思想意识、不正常的欲望发展而来,这称之邪念。练功中出现恶念、邪念时要停止练静功,做些动功而收功。

在练功中,尤其初练功者总会不断地带有些杂念出现,这是正常现象。不可能要求功中不出现杂念,只要情绪乐观,准备工作做得充分,专心在练功上,杂念就自然减少。对待杂念,不能强驱,而应"凡人不可无思,当以渐遣徐之",否则求静反不静,因为"求"本身就是一种杂念。所以在一般情况下,只要练功者日复一日、坚持不懈地专心练功,杂念就会随着练功时间的增加而自然逐渐减少、排除。

三、意守

"意"是指心之动而未形者,是意念活动;"守"是指相守不离。这里的"意守"即在练功过程中,将意念活动集中(既要集中,又不能十分勉强)在自己身体的某一部位,或空间的某一实物上,或意想某一景物,或意会某一词义等,以排除杂念,使精神集中,安宁专一,顺利地入静。因此,意守在练功中有着重要作用。根据意守的内容,现概括起来有以下几种意守方法。

(一) 意守自身某些部位

如意守丹田法(练功者将意念活动意守在丹田部位)、意守穴位法(练功时将意念活动守在身体的某些穴位上)、意守经络法(使意念活动沿着一定的经络路线,以"动态"的形式进行意守,"大周天"和"小周天"功法都是属于此种)、意守病灶法(在身体的某一病变局部进行意守)等。

(二) 意守空间某些实物

练功者在练功时,将自己的意念活动意守在空间的某一实物上借以诱导入静,如苍翠的树木、优美的图画、青山和绿水、明月和星空等都可作为意守的内容。

(三) 意想某些事物

就是练功者以自己的意念活动回想(回忆、忆想)以往生活中为自己所喜爱的事物,在大脑中重新呈想出来,以使自己的意念活动集中在这些事物上,并逐步强化。这种方法又称意想法,对大脑的入静有诱导作用。

(四) 意会某些词义

就是用自己意念(思维)去体会某些对身心健康有益的"词义",使其对人体的生理活动产生有益的影响,如练功时默念或体会"放松、入静、站如松、坐如钟、走如风"等词句。意守锻炼在练功中起着主导作用,因此必须在自然的前提下进行,要"似有意实无意",不可强行意守,以免造成精神上的紧张。

四、丹田

丹田是古代练功家在练功时进行意守的一个部位名称,历代练功家说法不一。《东医宝鉴》引《仙经》曰:"脑为髓海,上丹田;心为绛宫,中丹田;脐下三寸为下丹田,下丹田,藏精之府也;中丹田,藏神之府也;上丹田,藏气之府也。"一般有三丹田、四丹田和五丹田之说。

(一) 三丹田之说

即上丹田、中丹田和下丹田。上丹田即印堂穴,在两眉之间,为"神"之所在(精神活动之所在),是练功的"始动"部位(开始发动的部位),是宁神练气(宁静心神,锻炼气息)的起点;在意守上,由于头面为"诸阳"之首,人体"阳经"皆上注于头面,但没有练功基础的人,或练功不得法者以及中年以上不善于保健锻炼的人,尤其"上盛下虚"者,在一般情况下,不宜意守上丹田。即使有一定基础者,也不宜久守。因练功是以巩固下元为本,以便下体充实,故提倡以意守下丹田为主。

中丹田在前丹田之深部,或前丹田与腰阳关的中间。中丹田主脾胃,意守此处,可增强脾胃功能,中医学称脾胃为"后天之本",故意守中丹田又称为筑基之法(为练功打基础之意)。

下丹田即关元穴,在肚脐下 3 寸处,此穴位于人体的"下焦",为"元气"所在,与人体生命活动的关系最为密切。《难经》《类经》以及有关古籍认为下丹田乃是"性命之祖""生气之源""五脏六腑之本""十二经之根""阴阳之会""呼吸之门""水火交会之乡",故历代练功家都很重视意守下丹田。因此,下丹田是最常用的意守部位,凡书中不指明上中下而仅言"意守丹田"者,都是指下丹田,意守此处具有充实元气、明目强身、除百病的功效。可谓功简而效速,祛病之秘诀也。至于下丹田所在具体部位,说法不一,除了脐下 3 寸外,有说脐下 1.2 寸,有说脐下 1.5 寸,也有说脐下 2 寸者,还有人认为在会阴处等。这是各人师承不同,或练功时得气感觉的差异所致。因此,练功时凡需意守下丹田者,不必拘泥于具体部位,只要在下腹部任选一穴均可。

(二)四丹田之说

即在三丹田的基础上,加一个后丹田。后丹田即命门穴,在第 2、第 3 腰椎棘突间,主练"命门动气"即所谓"先天之气"者,认为它是"生命的门户"。意守此处,可壮肾中元阳,加强人体的气化作用。一般应在练功有一定基础之后才进行。

(三)五丹田之说

即在四丹田的基础上再加前丹田。前丹田即脐中穴,在肚脐处。主练"脾胃之气"和腹式呼吸者认为,意守此处,可增强消化功能,并易形成腹式呼吸。一般而言,练功一般都意守前丹田,即使意守其他部位时,也可先从意守前丹田开始,然后再意守其他部位。

五、三关

三关是大小周天功法中的基本术语,一般是指当内气在任、督脉路线上运行时,督脉路线上有三处气不易通过的地方,古代医家将这三个部位称为三关。第一关是尾闾关,在肛门后上方长强穴位区域。第二关是夹脊关,俯卧位时,位于两肘尖连线的中点,约于命门穴区附近。第三关是玉枕关,在头后正中枕骨粗隆处,于玉枕穴位下方,两风池穴经连线的中点。

此外,也有些练功家将内丹术的三步功法称为三关,如"练精化气,练气化神,练神还虚,谓之三花聚顶,又谓之三关";"初关练精化气,中关练气化神,上关练神还虚,谓之三关修炼"。也有将口、足、手称为三关者,如"口为心关精神机,足为地关生命扉,手为人关将盛衰"。还有将耳、目、口称为三关者,如《淮南子·主术》说:"夫目妄视则淫,耳妄听则惑,口妄言则乱,夫三关者,不可不慎守也。"

六、内气

内气是指在练功过程中产生的一种"内动"现象,也就是练功者在练功时所产生的特殊的"气"样感觉,这种感觉往往是先在小腹、腰部和手脚,以温热、气流充盈、气样流动或温水荡漾等一些舒适感觉出现。概括起来,主要是"热"与"动"的征象。所以,"内气"就是练功时在体内呈现的"热"与"动"的现象。"内气"是一种物质现象,练功者通过"意守"以自己的心理活动去影响生理活动,更重要的"意守"是将意念集中地"守"在人体的某一部位或某一事物,避免另外的动因对它的干扰,因为"意"是大脑的活动,所以被意守的部位与大脑的相应部位建立了联系,在大脑的相应部位形成了比较集中的活动中心,由于机体在广泛"入静"的状态下,有了大脑这个活动中心的存在,并不断地向有关组织发出良性"冲动",机体有关组织和器官,也就可不断地发生能量的变化,且由于"意守"的不断强化而变化越来越明显,这就是说,在意念活动施加影响的所在有关组织器官的能量代谢可随之产生变化。所以,练功家云:"心到则意到,意到则气到,气到则力到。"内气,就是在"意守"的不断作用下逐渐形成的。内气的"热"与"动"的特性,乃是人体生物在一定状态下呈现的物理特性和生化过程。

"内气"对人体的作用,与中医学的阴阳、气血、经络等学说有密切联系,它具有平衡阴阳、调和气血、疏通经络、培育真气的作用。但是,由于个体的差异,"内气"的产生有很大差别,其产生的类型也多种多样,有的人产生得快些,有的人产生得比较慢;有些人明显,有些人不明显。所以,练功者对"内气"现象,不应过分追求。

七、昏沉

昏沉是指练功者在练功过程中,用意不及,意念淡化,或失去观察能力,以致放掉或忘记在练功进行中的意念,而出现昏昏欲睡的现象,也称为"沉相"。其表现为"坐时心中昏暗,无所记录,头好低垂"。其甚者,昏沉入睡,称为"心宽病相",表现为"觉意志散漫,身体透迤,或口中流涎,或时暗时晦"。所以古人强调练功时,要两目垂帘,微露一线,以避免昏沉。

八、内观

内观又称内视、内照,也称返观、返照。"内"系指人体内部、四肢百骸、五脏六腑,是与体外环境相对而言。古称自然现象为外象、外景或外境,人体内部的组织结构为内象、内景或内境。"观"是指练功入静状态中自我保持若存若亡的意念,也称"观心"或"用心"。与自发的意识活动相对而言,则其余的杂念称为"动心"或"忘心"。内观,就是指练功专用意念观察四肢百骸与五脏六腑的情况。

一般内观方式可分为四类:定点意守身体的某一部位(如意守丹田);观想某种动态的功能路线(如任、督脉循行);内"视"脏腑的形象(存想内景);意想某种特定事物形象外景与内景结合。内观是内修静养的重要方法,在内观时意念要勿助勿忘。

九、小周天

周天是天文学术语,原意为人们观察天体时所见的大圆周。在功法中周天则是指内气在人体内沿一定经络路线循行一周。小周天又称子午周天,指人体内气从丹田开始,通过尾闾关(长强穴)向上,循督脉经至龈交穴(在唇内齿上龈缝中),与任脉经相交而下,历经三关、三丹田和上下鹊桥(上鹊桥在印堂、鼻窍处,下鹊桥在会阴、谷道处),做周流运转。李时珍在《奇经八脉考》中说:"任督两脉,人身之子、午也,乃丹家阳火阴符升降之道,坎离水火交媾之乡。"故丹家又称小周天为内丹术功法的第一阶段"练精化气"的过程,认为人到成年,由于物欲耗损,精气已不足,必须用先天元气温煦它,使之充实起来,并重返先天精气,这就是小周天练精化气的目的。

十、大周天

大周天是相对小周天而言,主要有两种解释:一种是指内气沿全身的各个经脉都走一遍,另一种则是指内气在十二正经中的某几条经脉循行。相对来说,其范围大于小周天,因此称为大周天。丹家将内丹术功法中的第二阶段"练气化神"的过程称为大周天,它是在小周天阶段基础上进行的。又根据内丹术的理论,通过小周天阶段后,后天精气得到充实,并重返先天精气,此大周天就采用先天八卦图说进行指导。先天八卦图上,南北方位已是乾坤两卦,但实际上,在内丹术总是着眼在坎离两卦上,而坎离两卦,已处在卯酉的位置上,故大周天也称为酉卯周天。内丹术认为通过大周天,使神和气密切结合,相抱不离,可达延年益寿的目的。但在练大周天的过程中,内气运行的路线,可因人而异,有沿奇经八脉走的,也有仅沿任、督脉及其他一两条经脉走的,甚至也有沿十二经中的某几条经脉走的,都属于正常现象。

十一、闭息

闭息是指在入静基础上通过调息、减息以致无息。这一过程与入静深度相对应,所谓"心神湛寂,其息自减"。无息是指一种随入静深化自然出现的缓慢呼吸,而不是指完全停止呼吸运动。只不过是在极度缓慢的呼吸状态中,自己并不意识到呼吸在进行而已。其具体锻炼方法如《千金要方·养性》所述:"当得密室,闭户,安床,暖席。枕高二寸半,正身偃卧,瞑目闭于胸膈中,以鸿毛着鼻上而不动,经三百息,耳无所闻,目无所见,心无所思。"闭息在临床治疗中运用,如《诸病源候论》所说:"以手摩腹,从足至头。正卧蜷臂导引,以手持引足住,任臂,闭气不息十二通。以治痹湿不可任,腰脊痛。""屈一胫一臂,伸所病者,正偃卧,以鼻引气,令腹满(闭息),以意推之,想气行至上,温热,即愈。"这是按摩、导引、存想与闭息相结合的治疗方法。

十二、真息

真息是指在深度入静状态中自然出现的柔匀深长、极度缓慢的呼吸状态,或无呼吸状态。古人称此为"真人"之息,所谓"真人",是一种行为符合于"道"而寿命极长的理想人物。如《庄子·大宗师》中述:"古之真人,其寝不梦,其觉无忧,其食不甘,其息深深。真人之息以踵息,众人之息以喉。"所谓踵息即"其息深深"之义。所以,古代真人之息的原意仅指深长的呼吸,而后世练功家将其引申为功法中的一种特殊的呼吸状态。如《规中指南》曰:"火候口诀之要,尤当于真息中求之。盖息从心起,心静息调,息息归根。"指出真息不是一种人为地延长呼吸或抑制呼吸的状态,而是与入静深度相对应的自然出现的呼吸状态,所谓"心静则息调""心神湛寂,其息自减""真念无念,真息无息""安神定息,任其自然"。

十三、食气

食气是指吸纳自然界的清气以求养生延寿的方法,又称为"行气"或"服气"。长沙马王堆出土的《却谷食气》中有"食气者为呴吹"之语,可见食气的方法即吐纳。古人深信经常收纳自然界的清新之气,并减少饮食的摄入量,极有益于健康。古籍中也常有"食气者寿,食谷者夭"之说,并认为龟、鹤、麋、鹿等动物之所以长寿,其原因在于"食少而服气"。养生之法很可能起源于某种仿生的行为,如《韩非子》有"龟咽日气而寿,故养生者服日华,所以效之"。其作用如《庄子·刻意》中所述:"吹呴呼吸,吐故纳新……为寿而已矣。"

十四、布气

布气是指练功有素者,通过对意念的控制,呼吸的调节,将其"内气"发放于体外,作用于他人而治疗疾病的一种方法,即近年所称的"外气"治病。"布"有传布、布放的意思。布气之法源远流长,早在《道藏》的"胎息秘要歌诀"中就有"布气与他人攻疾"的记载。歌诀中载有"修道久专精,身中胎息成,他人凡有疾,藏府审知名,患儿向王气,澄心意勿轻,传真气令咽,使纳数连并,作念令其损,顿能遗患情,鬼神自逃遁,病得解缠萦"。意思是说,胎息内练精专者,可以进行布气疗病。布气者传递外气时,患者需以吞咽的方式"接受"其所布之"气",同时需摒弃杂念,专心接受治疗,如此则疾病得以解除。苏东坡在其所著的《东坡志林》一书中也提道:"学道养气者,至足之余,能以气与人。"并举例说:"都下道士李若之能之,谓之布气,吾中子迨,少羸多疾,若之相对坐,为布气,迨闻腹中如初日所照,温温之。"近年来,国内也有许多以外气治病并观察一些客观指标的探索性文章见于报道。如"发放"外气时,其手掌等处在红外热辐射所描记的等温点分布较正常人明显增多,而患者的相应部位也能出现同步的红外辐射等温点的感应圈。

十五、握固

握固是练功中手的一种姿势，一般是将拇指握在四指之内。后人认为握固即"握手牢固"。握固语出《道德经》，曰："骨弱筋柔而握固。"古人对握固方法的描述有："握固者如婴儿之卷手，以四指叩押大拇指也。""握固法，屈大拇指于四指下将之。""握固，以大拇指于中指中节，四指齐收于手心。"其作用有："此固精明目，留年还魂之法，若能终日握之，邪气百毒不得入。"一般认为练功时握固，有助于思想安宁，动功中可避免因握拳而使劲用力。

第五节　练 功 反 应

推拿练功时，会产生不同的功法练习反应，这些反应包括正常反应和异常反应。异常反应必须避免出现，一旦发生练功偏差等异常情况要及时处理。

一、正常反应

正常反应是练功者通过调身、调息、调心的作用，机体在大脑皮质作用下达到了正常的自我调整状态所产生的各种现象，如全身或局部微汗、胃肠蠕动加强、睡眠质量增加、食欲增强、记忆力改善、呼吸舒畅等现象是练功后的正常反应。正常反应对机体是正效应作用，是练功者阴阳调和、经络疏通、气血舒畅的良好表现。

（一）温热和微汗

这是自主神经功能兴奋的一种表现，也是营卫顺调、正气旺盛的一种反应，练功者出现这种现象比较普遍。由于特定的放松姿势和深长呼吸、集中的意念，导致机体血液循环的增加，末梢血管扩张，肢体血容量增加，促使四肢和全身皮肤温度上升。

（二）消化功能调整

练功者舌抵上颚，意念集中，刺激了唾液腺，导致唾液分泌增加；调息加深了膈肌的上下运动幅度，使腹腔消化系统得到了良好的柔性按摩，调整了胃肠蠕动节奏，能双向调节消化功能。

（三）新陈代谢调节

练功者在练功后通常觉得精力充沛、头目清明、身心舒畅、睡眠质量提高、日常生活工作状态良好，这是练功调节人体神经免疫等多系统功能和新陈代谢的重要表现。

在练功过程中，练功者也会出现一些局部的动触现象，如痒、微痛、酸、麻、肌肉跳动等现象，这些现象短时间出现后基本自行消失。动触现象与入静关系密切，是练功者在大脑入静后，气血运行流畅下，对局部感受性增强。对于动触现象应不追求、不助长、不恐惧，顺其自然。

二、异常反应

异常反应是练功者在功法练习中出现偏离正常的现象，也称偏差。症状严重者甚至发展到不能自制的地步,造成精神和身体的痛苦,影响日常生活和工作。常见偏差有内气不止、外动不已、走泄、走火、入魔、诱发新症等。

(一) 异常反应表现

1. **内气不止** 练功到一定时候,自觉体内有一股热气流或如火团(个别是凉气)在体内运转,一般称为内气。正常内气沿着一定的顺序在体内运转,有强壮身体、防治疾病的作用。但如出现气机停滞在身体某一部位(穴位)而有通不过的感觉,或内气在体内到处流窜,有时热烫难受,有时胀满难忍,使人痛苦不堪,即为内气不止(也称气串,或岔气)。

2. **外动不已** 在练功过程中身体出现摇动的现象,称为"外动",一般使人感到舒适后就会自然停止。但如身体动摇剧烈,甚则不可控制而失去常态,即为外动不已。

3. **走泄(或称为走丹)** 指练功中不能固精的现象,表现为遗精、滑精,以致神疲体乏、无力练功。

4. **走火** "火"是练功中的用意,用意来掌握呼吸就是火候。走火是指运用强烈的意念、急重的呼吸,导致头目胀痛、内气乱窜或外动不已甚至狂躁的一种异常现象。

5. **入魔** 指练功中较重的偏差,所谓"魔"就是练功中产生的幻景。对幻景信以为真,而致神昏意乱、躁狂甚至成为精神病患者的现象称为入魔。一般来说,练功不会出偏差,但如锻炼不得法,亦可偶见入魔现象。

6. **诱发新症** 指练功时由于呼吸、意守选择不当而诱发心动过速、血压升高或月经过多等症的一种现象。

(二) 练功产生偏差的发生原因

(1) 初练者没有选择正确功法。

(2) 不按练功原则和要求锻炼,乱用以意领(引)气,违反练功步骤和功到自然成的规律。

(3) 练功过程中受到惊吓(内景和外景)和意外刺激。

(4) 盲目猎奇,朝学夕改,乱试各种功法,或对功中产生的景象着意追求或强练。

(5) 以偏概全,形成错误心理。

(6) 违反某些功法禁忌,如青春型精神分裂症患者强练自发功等。

(三) 纠偏方法

对练功中出现的偏差,要正确地对待,但亦不必过分惊慌。可在停止练功的基础上,采取适当的方法纠正。

(1) 内气不止限于局部者,可对局部进行拍打或自我按摩;全身周流者,可用空掌拍打肺俞穴、膏肓穴、命门穴各 3 下,每拍打 1 下时以鼻用力呼气 1 次,然后再依次拍打督脉、膀胱经、胆经,并做几个循环。手法要轻快而有节奏。

(2) 外动不止者,可令全身做整体放松功或用调息的动作收功。

(3) 对走火者要嘱其注意力外向,多观外景,搅海咽津以息其火。

(4) 对入魔者要做解说工作;精神疾病患者,可由专业医院处理。

(四) 防偏方法

练功者要正确选择合适的功法,在功法老师或医师的指导下,按照有计划、有步骤的循序渐进方式开展练功。同时选择安静练习环境,做到四要和六忌,正确理解练功正常现象和异常现象。当发生偏差时,及时停功,并向功法老师和医师寻求帮助。

第六节 | 推拿功法的现代研究

推拿功法对人体各系统都有良性调节作用,不同功种对人体各系统的调节作用侧重各不相同,少林内功侧重于调节呼吸系统、运动系统和神经内分泌系统功能,易筋经重点调节运动系统、心血管系统等功能,调息筑基功、延年九转法等对消化系统和呼吸系统功能有明显作用。

一、对运动系统的作用

推拿功法可以促进肌肉、骨骼系统的新陈代谢,增强肌肉力量和耐力,改善肌肉弹性,强化骨骼。上海中医药大学一项研究提示,练习易筋经后的骨骼肌减少症患者体能有了明显增强,单位时间内的伸膝次数增加,马步态下的股四头肌电信号时程和上升时程明显下降,肌肉同步化收缩程度上升,练功后骨骼肌肌力明显改善。湖南中医药大学研究提示,练功后上臂围和大腿围显著增加。功法静力性练习的动物模型研究中发现,大鼠的骨骼肌线粒体体积、数目增加,从而增强了参与肌肉收缩的供能功能。电镜示大鼠肌肉纤维横径增加。研究发现,α-肌动蛋白的基因表达在静力性练习后增加,从蛋白质学解释了少林内功、易筋经等采用静力性训练法后肌力增强的内在机制。一项研究发现练习少林内功后,人体无氧阈值和最大摄氧量值提高,表明在亚极量运动下,对氧利用率和乳酸代谢率提高,增强了人体肌肉耐力水平。

二、对心血管系统的作用

推拿功法可以改善心功能和心血管功能。研究发现练习易筋经后练功者的安静心率明显下降,射血分数提高,每搏输出量增加,心搏指数提高。山西医科大学研究提示,85名55岁以上中老年练习易筋经等功法后,收缩压和舒张压都有显著下降。脑血流图显示练功者脑动脉充盈度和动脉壁张力改善,动脉弹性提高。

三、对呼吸系统的作用

少林内功的一项研究提示,练功后安静态时肺潮气量增加,呼吸频率下降,小气道通透性提高。表明推拿练功可以调整呼吸深度和频率,改善肺呼吸功能。另一项研究发现推拿练功后,机体闭气时间显著上升,呼吸有效性明显提高。

四、对神经内分泌系统的作用

通过对少林内功的研究发现,练功后安静态下的人体血浆β-内啡肽含量增加。动物实验也证实了静力性训练提高下丘脑前阿黑皮质素POMC基因转录水平,提高中枢β-内啡肽的含量。提示少林内功等功法可能是启动内源性β-内啡肽表达,促进了机体神经免疫系统的功能调整。α-脑电波指数增高在推拿练功者安静态下明显出现,反映了练功可以增加大脑入静程度和大脑有序化程度。

第七节 功前准备和功后放松

一、功前场地设施准备

（一）场地选择

推拿练功一般主张在室内开展。要求室内空气清洁,适当流通,温度适宜,光线柔和。

（二）设施准备

条件较好的练功房,应具备地毯、练功垫子、推拿床(椅)等教学设备。其中,练功垫子用于坐、卧功练习,也可以适用于康复性练功的模拟教学。推拿床(椅)适用于练功中手法技能迁移性学习。

二、个人练功准备

（一）练功服饰

推拿练功要求学习者脚穿平底软鞋,服饰宽松,个人卫生良好。

（二）功前饮食与睡眠

由于推拿练功的运动量较大,同时一般在清晨练习。因此,晨起后可适当饮水,并少量进食,推拿练功不主张饱食或饥饿时练习。要在练功前保证充足的睡眠,如果夜中睡眠时间不足,可以利用午睡补充睡眠。

三、功前准备运动

在推拿练功前,通常完成一套准备运动,用于热身。准备运动由关节运动和马步冲拳两部分组成。

（一）关节运动

1. 颈部运动　前后屈伸运动;左右侧转运动;左右侧屈运动;左右旋转运动。
2. 肩部运动　前后旋转运动;内外旋转运动。
3. 腕部和踝部运动　腕部环转运动;踝部环转运动。
4. 腰部运动　左右侧屈运动;前后屈伸运动;左右环转运动。
5. 髋部运动　左右环转运动。
6. 膝关节运动　左右环转运动;上下屈伸运动;抱膝压髋运动;伸膝曲髋运动。

（二）马步冲拳

1. 预备式　两脚并拢,两手自然放于身体两侧,身体自然站正,两眼平视,呼吸自然,思想平和。
2. 马步式　左脚向左开一大步,两脚之间距离为本人脚长的3倍。屈膝屈髋下蹲,膝不超过脚尖,大腿与地面的夹角大于90°。上身端正,两手虎口反插在两膝关节上方。两手端平,与肩等高,与胸等宽。

3. 冲拳式　两手握拳,分别置于腰部两侧。冲右拳时,向左拧腰,右肩松顺,伸右肘,快速旋右臂,右拳用力向前冲出。冲左拳时,向右拧腰,左肩松顺,伸左肘,快速旋左臂,左拳用力向前冲出。同时,右拳快速收回腰部。左右交替。

4. 收式　两手端平,吸气屈肘回胸,呼气下按,伸膝起立,身体复原。

四、功后放松

(一) 功后放松运动

(1) 可以选择性使用功前关节准备运动中部分动作。

(2) 本教材介绍的少林内功中内功推拿常规操作也可以作为功后放松使用。

(二) 功后个人注意事项

练功后身体出汗时,避免吹风着凉。也不要立刻坐下或躺下休息,建议适当散步。练功后适当饮水,休息30分钟后可以进食。如衣服汗湿,可避风替换干净衣物。

第八节　推拿功法的应用方法

推拿功法可广泛应用于预防保健、治疗和康复领域,在许多常见病、多发病、增龄性疾病的推拿防治康复中,依据"手法与功法相结合,主动锻炼与被动手法相结合"的推拿学术思想,与推拿手法发挥协同作用。同时,推拿功法也可介入针灸、药物、手术等疗法的治疗中。目前在颈椎病、肩周炎、腰肌劳损、膝关节退行性骨关节炎、肺气肿、慢性疲劳综合征、偏瘫、骨折后遗症、老年骨骼肌减少症、骨质疏松症等多种疾病中均有应用。临床与社区是推拿功法应用的两个主要工作区域。

一、推拿功法应用的基本原则

(一)"三调"技术的整合协调应用原则

无论在临床还是社区,应用推拿功法一定要将调身、调息和调心技术结合起来,既要避免出现只锻炼身体姿势而忽视受术者呼吸功能和心理情绪改善的情况,也要注意只强调思想放松而放弃身体素质提高的功法处方。在实际应用中,可以根据受术者的具体情况、治疗方案、生活环境等多种条件综合评估,有机地协调"三调"技术。

(二) 局部功能恢复与整体功能发展相结合原则

在功法使用中,应采用中医学整体观与辨证观指导受术者的局部功能恢复和整体功能发展相结合,使受术者在增强身心素质和增强防病抗病的基础上,康复局部功能,进而保持、巩固和发展治疗效果。

(三) 个人差异性原则

受术者的年龄、性别、病情、教育程度、生活习惯以及平时锻炼等不同情况,会直接影响推拿功法开展的实际效果,可以从具体情况出发,制订适合受术者情况的功法治疗处方。

（四）功法锻炼持久性、强度渐进性原则

推拿功法锻炼需要长期、定期化,保证一定运动训练量是取得良好治疗康复效果的基础。在运动强度渐进性增加的情况下,一份持久性、递增性的功法处方十分有利于提高受术者的接受程度和坚持程度。

（五）预防性功法锻炼、治疗性功法训练和巩固性功法锻炼相结合原则

要大力提倡功法预防性锻炼、治疗性训练和巩固性训练相结合,突出预防性功法的使用价值,协调做好三者的衔接工作,发挥推拿功法在许多增龄性疾病锻炼中处方适应性强的特点。

（六）个别功法训练、互助功法训练与团队功法训练相结合原则

在功法实际应用中,个体化的训练可以保证每个受术者根据各自具体功能状态采用最佳的功法处方。但是个别功法训练模式,应用成本很高,存在受术者容易出现锻炼枯燥、缺少竞争伙伴等问题。互助性训练模式是针对一对个体情况相似而制订的 2 个受术者互动锻炼的功法模式,除了肢体性功法训练外,推手等需要 2 人配合锻炼的功法是互助模式的主要内容,但该模式容易因为任意一方的退出而造成短期行为。团队式功法训练是社区功法应用的常用模式,也是临床单一病种康复体疗的主要方法,该方法中医护人员成本较低,队员锻炼气氛热烈,团队间鼓励作用明显。但该模式也存在针对性个体性训练作用较弱等问题。因此,在功法实际使用中,要切实因人、因地、因时,将三种模式完整结合起来。

二、功法应用的基本流程

(1) 评估受训者的身心状况和运动能力,充分了解其疾病基本状况。

(2) 设计功法训练方案,规范组织训练。

(3) 选择合适训练场地。

(4) 完成受训者的训练前辅导,做好训练前准备。

(5) 功法训练中的交流与互动,密切关注训练过程,做好医务监督、确保训练安全。

(6) 做好训练后记录。

第三章　少林内功

导学

　　本章介绍了少林内功的发展概况、内功推拿流派的学术思想,以及少林内功的特点和主要锻炼内容,并从基本裆势、上肢动作姿势、双人练习法和简化内功推拿手法操作常规介绍了少林内功的练习方法、练习要求和练习功效。通过学习,要求掌握站裆势、马裆势、弓箭裆势等基本裆势的练习方法,前推八匹马、倒拉九头牛等上肢动作姿势的练习方法,推把上桥等双人练习法;熟悉简化内功推拿手法常规操作。

第一节　概　　述

　　少林内功是推拿功法的一门主要功法,是内功推拿流派的重要组成部分。少林内功原为少林武术强身的基本功,有学者提出少林内功是查拳的基础功法。内功推拿就是在少林内功基础上发展起来的一种推拿疗法,它强调患者通过锻炼少林内功与接受推拿治疗相结合,同时要求推拿医师习练少林内功。内功推拿流派传到清末山东济宁李树嘉时,已经成为一套完整的少林内功推拿治疗方法。后又由李树嘉传于济宁人马万起,马万起自20世纪20年代在上海行医,擅长内功推拿,享誉沪上。马万起的传人——胞弟马万龙和门弟李锡九在上海推拿专门学校讲授内功推拿流派课程。

　　内功推拿流派主张医师对不同病证在不同病程中必须结合少林内功,指导患者练功,使之周身气血通调,脏腑调和,阴阳平衡。再结合推拿手法操作,发挥功法与手法的整体效果。医师通过练习少林内功,强身健体,增强手法内功,提高操作技能,并掌握少林内功练习的基本指导方法。

本书配套数字教学资源

微信扫描二维码,加入推拿功法学读者交流圈,获取配套教学视频、学习课件、课后习题和沟通交流平台等板块内容,夯实基础知识

一、少林内功的特点

　　少林内功与一般的静坐类、导引类的功法不同,它要求在练功时呼吸自如,四肢特别是手脚要用足力量,做到"练气不见气",以力带气,气贯四肢。在练功时,强调下实上虚,着重锻炼两下肢的"霸力"和上肢的"内劲"。要求上身正直,下肢稳重,足跟踏实,五趾抓地,站如松树,稳而牢固。上肢在进行各种姿势锻炼时,要求凝劲于肩、肘、腕、指。呼吸自然,与上肢动作相协调,达到"外紧内松"。练功时要求力达四肢腰背,气随力行,注于经

脉,使气血循行畅通,濡养四肢百骸和五脏六腑,增强内功。

少林内功的要领:蓄劲指端,以力贯气;下肢霸力,气贯四肢;出声发力,外紧内松;呼吸自然,意念集中。上肢动作练习时,可采用"嘿"字出声,配合指掌发力。出声发力要求声音短促,丹田运气,气声浑厚。

二、少林内功的主要锻炼内容

1. 基本裆势 站裆、马裆、弓箭裆、并裆、大裆、悬裆、低裆、坐裆、磨裆和亮裆10个裆势。

2. 上肢动作锻炼法 如前推八匹马、倒拉九头牛、凤凰展翅、霸王举鼎、顶天抱地、顺水推舟、海底捞月、三起三落、仙人指路、饿虎扑食、平手托塔、风摆荷叶等。

3. 双人锻炼法 如推把上桥、双龙搅水、双虎夺食、箭腿压法和八走势等。

三、少林内功的练习方法

少林内功各裆势和上肢动作可灵活组合练习,可以一个裆势单独练习,也可结合一个上肢动作练习,也可以一个裆势结合1个、2个或更多上肢动作练习,或形成套路连续练习。体质差者或初练者可先单练,练至体力增强或动作熟练后再成套锻炼。单练时每个动作应重复3~7次,成套锻炼时每个动作应重复3~5次。各人可根据具体情况,适量锻炼。

四、少林内功的临床应用

少林内功临床强调辨证施用。在治疗虚劳等病证时,要求功法与手法密切结合,患者必须加强练功,选择站裆势结合前推八匹马、倒拉九头牛等动作姿势,以后逐渐加强,选择马裆势、弓箭裆势、大裆势锻炼,并结合两手托天、霸王举鼎等动作。在治疗肺结核、哮喘、肺气肿等病证时,一般在手法治疗1个疗程后,指导患者先练习站裆势,适当选练前推八匹马、倒拉九头牛。第2疗程后,可以练习马裆势、弓箭裆势,并选练风摆荷叶、两手托天等动作。高血压、失眠、胃脘痛等病证可以根据患者实际情况,指导少林内功锻炼。一般在练功结束后,休息片刻再接受常规推拿手法治疗。

第二节 | 基 本 裆 势

一、站裆势

站裆势是少林内功中最基本的下肢桩功,具有扶助正气、行气活血的作用,久练能以意运气,以气生劲,劲循经络达于四末,增强指、臂、腰、腿部的功力。同时有调整内脏功能和祛病延寿的作用。站裆势可以培养推拿工作者规范的身法、步法和眼法,促进学习者体会指按法和掌按法的内劲。站裆势主要锻炼耻骨肌、股薄肌、长收肌、背阔肌、大圆肌、三角肌、拇长伸肌、指总伸肌等,练习时间1分钟起,练习方法如下。

(1) 预备式。两脚并拢,头如顶物,两目平视,口微开,舌抵上腭,下颌微里收,含胸舒背,蓄腹收臀直腰,两手臂自然下垂于身体两侧,五指并拢微屈,中指贴近裤缝,身体正直,心平气和。

（2）左脚向左跨一大步，两脚距离略比肩宽，两脚尖内扣，呈内八字状。

（3）两足跟踏实，十趾抓地，两股用力内夹，运用霸力，劲力注足。

（4）两手叉腰，两拇指按在肾俞穴上，两肘夹紧，收腹敛臀挺胸。

（5）两手后撑，挺肘伸腕，四指并拢，拇指外展，两上肢与上身夹角大于30°（图3-1）。做到三直四平：腰直、臂直、腿直；头平、掌平、脚平、肩平。呼吸自然，意念集中。

（6）两手叉腰。

（7）下肢放松，上肢放松放下，身体复原至预备式。

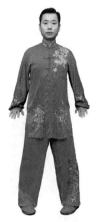

图3-1 站裆势

> **练功歌诀：**站裆势法，预备站立；两目平视，口微张开；舌抵上腭，含胸舒背；直腰收臀，两臂下垂；五指并拢，身体正直。左脚左跨，比肩等宽；脚尖内扣，呈内八字；十趾抓地，两足踏实；挺胸舒背，收腹敛臀；两手后撑，凝心注力；呼吸自然，意念集中。

二、马裆势

马裆势是少林内功功法中锻炼下肢的基础功法，也称架子功夫。马裆势能调内脏、固神元，使气血循经络贯于四末。久练能增强腿、足、臂等力，使筋骨强健，脏腑坚固。马裆势是推拿医师重要的身法练习方法，对搓法、抖法、背法等技能运用有重要促进作用。马裆势主要锻炼股四头肌、半腱肌、半膜肌、髂腰肌、大圆肌、三角肌、拇长伸肌等，练习时间1分钟起，练习方法如下。

（1）预备式。同站裆势预备式。

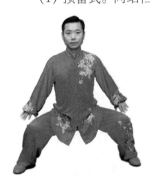

图3-2 马裆势

（2）左脚向左开一大步，两脚之间距离为本人脚长的3倍，脚尖内扣。

（3）屈髋屈膝下蹲，膝不超过脚尖，大腿与地面的夹角尽量保持45°。上身端正，两手虎口反插在两膝关节上方。头顶平，两目平视，呼吸自然，意念集中。

（4）双手叉腰，两拇指按在肾俞穴上，两肘夹紧，收腹敛臀直腰挺胸。

（5）两手后撑，挺肘伸腕，四指并拢，拇指外展，两上肢与上身夹角大于30°（图3-2）。裆势稳定，精神饱满。

（6）两手叉腰。

（7）两手从后划圆到胸前，屈肘双掌下按，伸膝伸髋，身体复原至预备式。

> **练功歌诀：**马裆势法，自然站立；左脚左跨，三倍脚距；脚尖内扣，屈膝下蹲；两手虎口，反搭膝上；上身端正，裆势稳定；呼吸自然，精神饱满；两手叉腰，从后划圆；运至胸前，双掌下按；伸膝挺身，复预备式。

三、弓箭裆势

弓箭裆势是少林内功功法中锻炼下肢的基础功法。能提神顺气，活血通络，使内外坚固。弓箭裆势可以提升下肢的稳定性和相互协调，对于需要借助下肢配合操作的推拿技法，如胸椎膝顶后伸扳法、颈椎牵引法都有重要促进作用。弓箭裆势主要锻炼股四头肌、髂腰肌、股二头肌、缝匠肌、腓肠肌、腹直肌、背阔肌等,练习时间1分钟起,练习方法如下。

(1) 预备式。同站裆势预备式。

(2) 左弓箭裆势练习法。左脚向左横跨一步,两脚距离约为本人脚长的4倍。

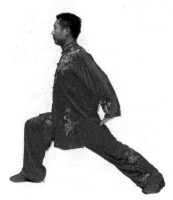

(3) 身体左转,左脚尖向左外转动,脚尖内扣。左腿屈髋屈膝前弓,左膝关节不超过脚尖,不落后于脚跟。右脚脚尖向内转动,右腿膝关节伸直。两手自然放于身体两侧。

(4) 两手叉腰,两拇指按在肾俞穴上,两肘夹紧,收腹敛臀,上身端正,略前倾。

(5) 两手后撑,挺肘伸腕,四指并拢,拇指外展,两上肢与上身夹角大于30°。两腿呈前弓后绷势,左小腿垂直地面,大腿尽量保持水平位。呼吸自然,意念集中。

(6) 两手叉腰。

(7) 两手放松下垂,身体转身起立,复原至预备式。

(8) 右弓箭裆势练习法同上,方向相反(图3-3)。

图3-3　弓箭裆势

> **练功歌诀:** 弓箭裆势,左脚左跨;四脚距离,身体左转;足尖左转,脚尖内扣;左腿前弓,右膝伸直;两腿岔开,前弓后绷;双手后撑,挺肘伸腕;呼吸自然,意念集中;左右交叉,重复练习。

四、大裆势

大裆势是少林内功功法中主要裆势,可锻炼两下肢在外展下的霸力,促进气血充盈。大裆势可以提高踩蹻法等技法的内劲。大裆势可以锻炼臀大肌、股四头肌、小腿三头肌、踝外侧副韧带、胸大肌等,练习时间1分钟起,练习方法如下。

(1) 预备式。同站裆势预备式。

(2) 左脚向左跨一大步,两脚之间距离约为本人脚长的5倍。

(3) 脚趾抓地,脚尖内扣,脚跟外蹬,膝直腿收,两手自然放于身体两侧(图3-4)。

(4) 两手叉腰,两拇指按在肾俞穴上,两肘夹紧,收腹挺胸敛臀,上身端正,略前倾。

(5) 两手后撑,挺肘伸腕,四指并拢,拇指外展,两上肢与上身夹角大于30°。呼吸自然,意念集中。

(6) 两手叉腰。

(7) 两手放松下垂,收脚身体起立,复原至预备式。

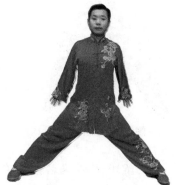

图3-4　大裆势

> **练功歌诀:** 大裆势法,左脚左跨;五脚距离,脚尖内扣;上身端正,收腹敛臀;挺肘伸腕,两手后撑;呼吸自然,意念集中;收足起立,回预备式。

五、并裆势

并裆势是少林内功功法中的基础裆势之一。主要增强两下肢平衡内功,可以增强踩蹻法等推拿技能的内劲。并裆势主要锻炼股四头肌、阔筋膜张肌、梨状肌等，练习时间1分钟起，练习方法如下。

(1) 预备式。同站裆势预备式。

(2) 两足跟向外转，足尖相拢成内八字形。

(3) 两足踏实，五趾抓地，两膝伸直，两股内收夹紧。

(4) 两手叉腰，两拇指按在肾俞穴上，两肘夹紧，收腹敛臀，上身端正，略前倾。

(5) 两手后撑，挺肘伸腕，四指并拢，拇指外展，两上肢与上身夹角大于30°(图3-5)。目平视，呼吸自然，意念集中。

(6) 两手叉腰。

(7) 下肢放松，上肢放松放下，身体复原至预备式。

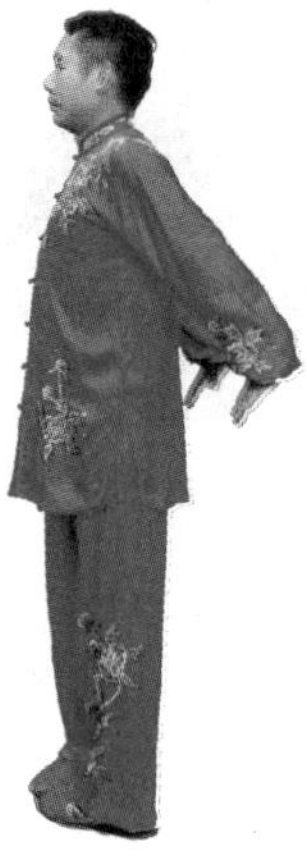
图3-5　并裆势

练功歌诀：并裆势法，并步站立；足跟外转，成内八字；五趾抓地，两肘夹紧；收腹敛臀，两手后撑；上身端正，略有前倾；呼吸自然，意念集中；渐松四肢，回预备式。

六、低裆势

低裆势是少林内功功法中锻炼下肢屈伸功力的姿势，又称蹲裆功，是踩蹻法等技法的基本功。低裆势可促进全身气血运行，增进消化功能。低裆势主要锻炼股四头肌、髂腰肌、腹直肌、竖脊肌、三角肌、背阔肌等，练习时间1分钟起，练习方法如下。

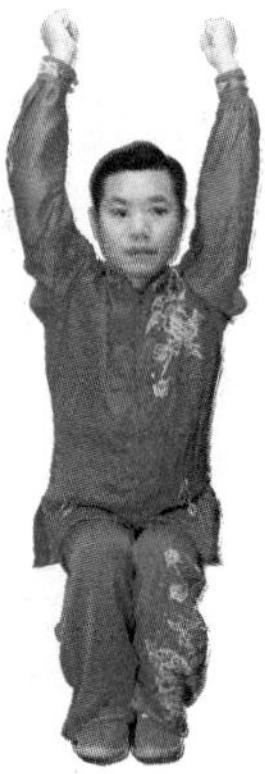
图3-6　低裆势

(1) 预备式。同站裆势预备式。

(2) 两手握拳，两臂前上举至头顶。

(3) 五趾着地，足尖相拢，屈髋屈膝下蹲，上身下沉，臀部后坐不可着地(图3-6)。上身正直，呼吸自然，两目平视，思想集中。

(4) 两手放松落臂，身体缓慢起立复原至预备式。

练功歌诀：低裆势法，并足站立；屈髋屈膝，身体下蹲；握拳举臂，高过头顶；上身正直，呼吸自然；思想集中，两手放松；身体缓起，回预备式。

七、悬裆势

悬裆势是少林内功功法中锻炼下肢功力难度最高的裆势，又称为大马裆。练习方法要求两脚之间距离为本人脚长的4倍，其余同马裆势(图3-7)。练习要领和作用也同马裆势。

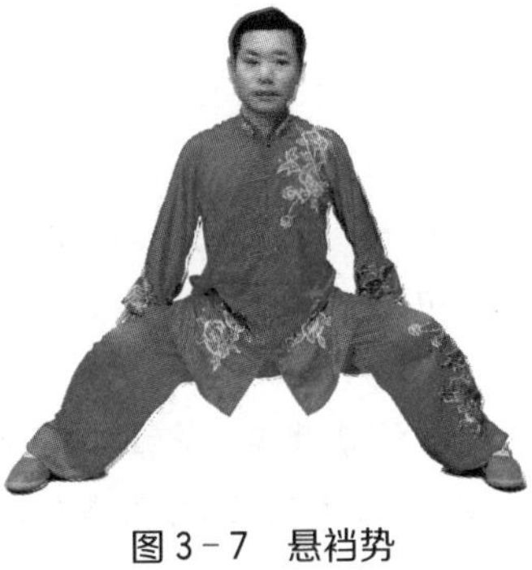
图3-7　悬裆势

练功歌诀：悬裆势法，自然站立；左脚左跨，脚尖内扣；两脚距离，四倍脚长；屈膝下蹲，手搭膝上；两目平视，呼吸自然；意念集中，收腹敛臀；裆势稳定，精神饱满；两手叉腰，从后划圆；运至胸前，双掌下按；伸膝伸髋，复预备式。

八、坐裆势

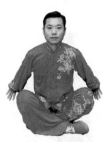

图 3-8 坐裆势

坐裆势是少林内功功法中坐盘功架,可锻炼推拿操作时身法内功。坐裆势主要锻炼竖脊肌、腹直肌、髂腰肌、大腿内收肌等。练习时要求两脚交叉,盘膝而坐,臀部坐于脚跟上(图3-8)。

> **练功歌诀**:坐裆势法,身体端正;屈髋屈膝,盘膝而坐;两足交叉,臀坐于上;精神内守,外紧内松。

第三节 | 上 肢 动 作

一、前推八匹马

[**练习方法**]

(1) 预备式。取站裆势或指定裆势。两手屈肘,立掌于两胁,拇指向上,四指向前,虎口分开[图3-9(a)]。

(2) 出声发力,蓄劲指端,拇指上翘,四指并拢,虎口用力撑开;两臂徐徐运力前推到肘直,两掌心相对,与肩等高,与胸等宽[图3-9(b)]。呼吸自然,两目有神,意念集中。

(3) 出声发力,蓄劲指端,拇指上翘,四指并拢,虎口用力撑开;两臂徐徐运力,屈肘回收,立掌扶于两胁。

(4) 两手后撑挺肘伸腕,回复原裆势。

[**动作要领**]

(1) 胸部微挺,两目平视,呼吸自然随意。

(2) 以气催力,运劲两臂,贯于掌部,直达指端,蓄劲于腰部发力于指。

[**应用**] 前推八匹马是少林内功功法中锻炼手臂、指端功力的功法,能增强两臂蓄劲和指端功力。久练则能宽胸理气,

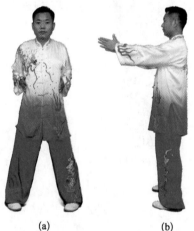

(a)   (b)
图 3-9 前推八匹马

通三焦,疏腠理,活关节,壮骨骼,并能健运脾胃,使百脉流通,以达精力充沛、正气旺盛的目的。前推八匹马可以帮助练习者增强推法、擦法等手法的内劲,主要锻炼拇长伸肌、拇长展肌、指总伸肌等。可以作为腕、肘、肩等部的康复体疗方法。

> **练功歌诀**:前推八马,站好裆势;立掌屈肘,护于两胁;掌心相对,指掌前推;徐徐发力,推臂肘直;出声发力,呼吸自然;屈肘收掌,立于两胁;两掌后撑,回复原势。

二、倒拉九头牛

[练习方法]

(1) 预备式。取站裆势或指定裆势。两手屈肘,立掌于两胁,拇指向上,四指向前,虎口分开。

(2) 出声发力,蓄劲指端,拇指上翘,四指并拢,虎口用力撑开。两掌缓缓向前推,两臂缓缓内旋,边旋边推,两肘伸直后,四指向前,拇指向下,手背相对[图3-10(a)]。呼吸自然,两目有神,意念集中。

(3) 出声发力,蓄劲指端,五指用力屈收握拳,劲注拳心,手臂缓缓外旋,屈肘收手臂,边旋边收,两拳回收到两胁,拳心向上[图3-10(b)]。缓缓松手变掌,立掌扶胁。

(4) 两手后撑挺肘伸腕,回复原裆势。

[动作要领]

(1) 全神贯注,以意领气,意到气到。

(2) 前推时,腕肘伸直,手与肩平。

(3) 推时前臂旋内,回收时旋外。

(4) 回收时两拳握紧。

[应用] 倒拉九头牛是少林内功功法中锻炼两臂的悬劲与手掌握力的主要姿势。久练则能疏通经络,调和气血,使阴阳相对平衡,达到健肺益肾、内外坚固、扶正祛邪的目的。倒拉九头牛可以增强拿法、拔伸法、一指禅法等手法的内劲,主要锻炼拇长屈肌、指浅屈肌、指深屈肌、旋前圆肌、蚓状肌等。可作为肩、肘、腕等部筋伤疼痛的康复体疗方法。

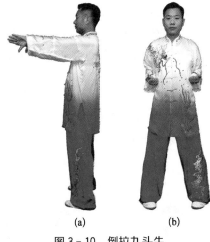

(a)　　　　　(b)

图3-10　倒拉九头牛

> **练功歌诀:** 倒拉九牛,站好裆势;立掌两胁,蓄势待发;指掌前推,边推边旋;四指向前,拇指向下;猛然握拳,屈肘收手;边旋边收,两拳至胁;松拳变掌,立掌扶胁;伸肘后撑,回复原势。

三、凤凰展翅

[练习方法]

(1) 预备式。取站裆势或指定裆势。两臂屈肘,两手徐徐上提至胸前呈立掌交叉。

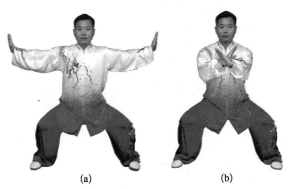

(a)　　　　　(b)

图3-11　凤凰展翅

(2) 出声发力,蓄劲指掌,拇指上翘,四指并拢,虎口用力撑开;两臂徐徐运力,两掌缓缓向两侧用力分开,形同展翅,劲如开弓,至两上肢与身体成一直线,腕关节与肩等高[图3-11(a)]。呼吸自然,两目有神,意念集中。

(3) 出声发力,蓄劲指掌,拇指上翘,四指并拢,虎口用力撑开;两臂徐徐运力,两掌缓缓由左右向前向内合拢,于胸前立掌交叉[图3-11(b)]。

(4) 由上胸前之立掌化俯掌下按,两臂后撑,回复原裆势。

[动作要领]

(1) 上身正直,头顶平,两目平视前方。

(2) 两肩勿抬,随意呼吸。

(3) 双臂沉静用力,发劲如开弓,以气发劲,运劲于指端。

[应用] 凤凰展翅是少林内功功法中锻炼肩、臂、肘、腕、指端的基本姿势。它对腕、指功夫大有助益,久练则能调和内脏,舒展胸廓,增加气劲和悬力,具有宽胸理气、平肝健肺的作用。凤凰展翅可以增强分推法、掌按法等手法的内功,主要锻炼指总伸肌、尺侧腕伸肌、桡侧腕长伸肌等。可作为肩周炎、肘腕关节的伤筋疼痛的康复体疗方法。

> 练功歌诀:凤凰展翅,站好裆势;双臂屈肘,交叉胸前;拇指上翘,四指并拢;出声发力,展翅如弓;两掌缓收,合拢胸前;俯掌后撑,回复原势。

四、霸王举鼎

[练习方法]

(1) 预备式。取站裆势或指定裆势。两手屈肘,仰掌于两腰,拇指向前,四指并拢,虎口分开。

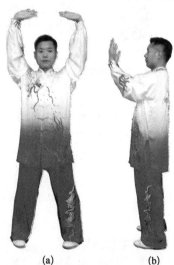

(2) 出声发力,蓄劲指掌,虎口用力撑开。两掌缓缓向上托起,至胸前伸腕、手臂外旋,边旋边上举,推至头顶后,四指相对,掌心向上,肘关节伸直[图3-12(a)]。两目有神,呼吸自然,意念集中。

(3) 出声发力,虎口用力撑开。两臂内旋屈肘,屈肘回收,两臂缓缓用力内旋,肘尖下沉[图3-12(b)],两掌回收仰掌扶腰。

(4) 两手后撑挺肘伸腕,回复原裆势。

[动作要领]

(1) 上身正直,两目平视,头顶平。

(2) 上举时,膝关节勿放松,劲含蓄。

(3) 动作缓慢,勿放松。

[应用] 霸王举鼎是少林内功功法中锻炼两臂上托、下沉之势,可以提高肘压法、拔伸法等手法的内劲。霸王举鼎可通调三焦气机、调和脾胃,主要锻炼桡侧腕长伸肌、桡侧腕短伸肌、旋前圆肌、背阔肌等。可以作为颈、腰、肩、肘、腕等部的康复体疗方法。

(a)   (b)
图3-12   霸王举鼎

> 练功歌诀:霸王举鼎,站好裆势;仰掌两腰,出声发力;掌缓上托,胸前旋臂;高过头顶,掌心向上;四指相对,肘臂伸直;再次发力,虎口撑开;两臂内旋,屈肘回收,伸腕后撑,复原裆势。

五、顶天抱地

[练习方法]

(1) 预备式。取并裆势或指定裆势。两手屈肘,仰掌于两腰,拇指向前,四指并拢,虎口分开。

（2）出声发力，蓄劲指掌，虎口用力撑开。两掌缓缓向上托起，至胸前伸腕、手臂外旋，边旋边上举，推至头顶后，四指相对，掌心向上，肘关节伸直。两目有神，呼吸自然，意念集中。

（3）出声发力，虎口用力撑开。两掌用力，两手臂向两侧缓缓外展，至与肩平后，腰同时前屈(图3-13)。两手中指相叠后，腰部缓缓直起，两掌用力如同抱重物，屈肘分掌，仰掌扶腰。

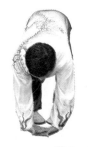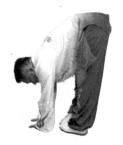

图3-13 顶天抱地

（4）两手后撑挺肘伸腕，回复原裆势。

[动作要领]

（1）上举时四指并拢，拇指外分，劲贯指端。

（2）弯腰时掌背尽量靠地，蓄劲待发。

（3）上肢运动与弯腰动作协调配合。

（4）下肢挺直勿屈膝关节。

[应用] 顶天抱地是少林内功功法中上肢托举内劲与腰部前屈内劲配合锻炼之势，可以增强托抖法、背法等手法的内劲。顶天抱地具有调畅气机、调和任督二脉的作用，主要锻炼股二头肌、小腿三头肌、腰大肌、腹直肌、竖脊肌等。可以作为颈、腰、肩、肘、腕等部的康复体疗方法。

> **练功歌诀**：顶天抱地，站好裆势；仰掌两腰，出声发力；两掌托起，至胸伸腕；旋臂上举，推过头顶；掌心向上，伸直肘节；呼吸自然，意念集中；再次发力，两臂外展；至与肩平，弯腰伸手；中指相叠，如抱重物；腰部直起，仰掌扶腰；两掌后撑，复原裆势。

六、顺水推舟

[练习方法]

（1）预备式。取站裆势或指定裆势。两手屈肘，立掌于两胁，拇指向上，四指向前，虎口分开。

（2）出声发力，蓄劲指掌。两掌运劲徐徐向前推出，边推边背屈腕关节，至腕关节背屈至90°后，手臂旋内前推，四指并拢，拇指外分，前推至肘直，指尖相对(图3-14)。

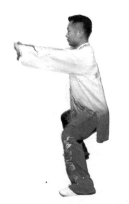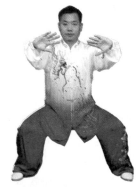

图3-14 顺水推舟

（3）出声发力，蓄劲指掌。虎口用力撑开，前臂外旋屈腕，至腕平后，两臂徐徐运力，屈肘回收，立掌扶于两胁。

（4）两手后撑挺肘伸腕，回复原裆势。

[动作要领]

（1）头部勿低，身挺直。

（2）力求掌侧，肘与肩平。

（3）腕要尽量背屈。

（4）两肩下沉，勿屏气。

[应用] 顺水推舟是少林内功功法中锻炼手臂前推旋劲之势，可以增强掌按法、扳法等手法内劲。顺水推舟具有宽胸理气、健脾和胃的作用，主要锻炼桡侧腕屈肌、拇长屈肌、掌长肌、桡侧腕长伸肌、桡侧腕短伸肌、旋前圆肌等。可以作为肩、肘、腕等部位筋伤疼痛的康复体疗方法。

练功歌诀：顺水推舟,站好裆势;立掌两肋,出声发力;两掌前推,推至胸前;掌心向前,指尖相对;再次运力,屈肘回收;立掌两肋,两手后撑;挺肘伸腕,复原裆势。

七、海底捞月

[练习方法]

(1) 预备式。取悬裆势或指定裆势。两手屈肘,仰掌于两腰,拇指向前,四指并拢,虎口分开。

(2) 出声发力,蓄劲指掌,虎口用力撑开。两掌缓缓向上托起,至胸前伸腕手臂外旋,边旋边上举,推至头部前上方后,四指相对,掌心斜向上,肘关节伸直[图3-15(a)]。两目有神,呼吸自然,意念集中。

(3) 出声发力,蓄劲指掌,虎口用力撑开。两臂徐徐运劲外展,腰部前屈,屈髋伸膝。前臂内旋,于掌尺侧发力[图3-15(b)],至两掌相叠。伸腰屈膝,两掌慢慢抄起,分掌仰掌于两腰。

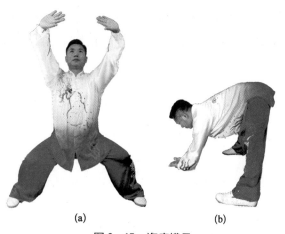

(a)　　　　　　(b)

图3-15　海底捞月

(4) 两手后撑挺肘伸腕,回复原裆势。

[动作要领]

(1) 上肢运动时,双下肢不弯曲,脚用霸力站稳。

(2) 上身正直,勿挺腹凸臀。

(3) 上肢运动与腰部屈伸运动协调配合。

[应用] 海底捞月是少林内功功法中锻炼两臂蓄力之势,形似海底捞月,可增强勾揉法、背法等手法内劲。海底捞月具有调畅三焦、调和任督二脉的作用,主要锻炼大圆肌、背阔肌、竖脊肌、股四头肌等。可以作为腰椎、颈、肩、肘、腕等部的康复体疗方法。

练功歌诀：海底捞月,指定裆势;仰掌两腰,出声发力;弯腰抄抱,指掌相叠;直腰收手,两臂外旋;同时外展,回落两侧;再次重复,练习多遍;终收两掌,回原裆势。

八、三起三落

[练习方法]

(1) 预备式。取低裆势,两手屈肘,立掌于两肋,拇指向上,四指向前,虎口分开,屈髋屈膝,大腿与地面平行。

(2) 出声发力,蓄劲指端,拇指上翘,四指并拢,虎口用力撑开;两臂徐徐运力前推到肘直,两掌心相对,与肩等高,与胸等宽。同时,屈髋屈膝下蹲,臀部下落。呼吸自然,两目有神,意念集中,上肢动作和下肢屈蹲协调。

(3) 出声发力,蓄劲指端,拇指上翘,四指并拢,虎口用力撑开;两臂徐徐运力,屈肘回收,立掌扶于两肋。同时臀部上抬,屈髋屈膝,大腿与地面平行(图3-16)。上述动作(2)、(3)重复3次。

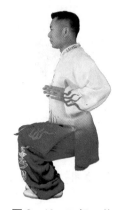

图3-16　三起三落

(4) 两手屈肘,立掌于两胁,屈髋屈膝,大腿与地面平行。

(5) 出声发力,蓄劲指端,拇指上翘,四指并拢,虎口用力撑开;两臂徐徐运力前推到肘直,两掌心相对,与肩等高,与胸等宽,同时伸髋伸膝。呼吸自然,两目有神,意念集中,上肢动作和下肢伸屈协调。

(6) 出声发力,蓄劲指端,拇指上翘,四指并拢,虎口用力撑开;两臂徐徐运力,屈肘回收,立掌扶于两胁。屈髋屈膝,大腿与地面平行。上述动作(5)、(6)重复3次。

(7) 两手后撑挺肘伸腕,回复原裆势。

[动作要领]

(1) 上身正直,挺胸直腰,勿抬肩。

(2) 动作缓慢,运劲外展。

(3) 勿快勿松劲。

[应用] 三起三落是少林内功功法中以两臂向前后运动,同时配合下肢下蹲与站立锻炼之势,可增强擦法、搓法等手法的内劲,三起三落具有健脾和胃、强心畅肺的作用,主要锻炼拇长伸肌、拇长展肌、指总伸肌、股四头肌等。可作为颈肩疼痛、腰及四肢等部的康复体疗方法。

练功歌诀:三起三落,低裆立掌;屈髋屈膝,两臂前推;出声发力,推到肘直;伸膝伸髋,起立收掌;重复三次,回原裆势。

九、仙人指路

[练习方法]

(1) 预备式。取大裆势或指定裆势。两手屈肘,仰掌于两腰,拇指向前,四指并拢,虎口分开。

(2) 出声发力,蓄劲指掌。右仰掌上提至胸立掌而出,四指并拢,拇指伸直,手心内凹成瓦楞掌,肘臂运劲立掌着力徐徐推出至肘直,立掌胸前(图3-17)。

(3) 出声发力,蓄劲指掌。左仰掌上提至胸立掌而出,四指并拢,拇指伸直,手心内凹成瓦楞掌,肘臂运劲立掌着力徐徐推出至肘直,立掌胸前。同时,右掌握拳,屈肘徐徐收回腰部,变仰掌扶腰。两手一伸一屈,动作协调。呼吸自然,意念集中。

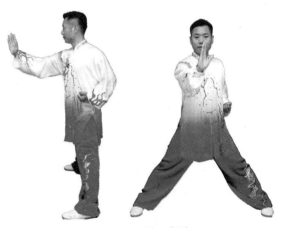

图3-17　仙人指路

(4) 出声发力,蓄劲指掌。左掌握拳屈肘徐徐收回腰部,变仰掌扶腰。同时,右掌徐徐推出,立掌于胸前。

(5) 出声发力,蓄劲指掌。右掌握拳收回,左掌推出,余同动作(3)。

(6) 出声发力,左掌握拳,收回腰部。

(7) 两手后撑挺肘伸腕,回复原裆势。

[动作要领]

(1) 头顶平,上身正直,目视前方。

(2) 立掌前推时肘关节伸直,握拳时回收要紧。

[**应用**] 仙人指路是少林内功功法中左右臂交替运劲锻炼之势,可增强屈伸法、掌按法、拿法等手法内劲,提高双手交替操作技能的协调能力。仙人指路具有平和阴阳、行气活血的作用,主要锻炼蚓状肌、旋前圆肌、桡侧腕伸肌等。可以作为颈、肩、肘、腕等部劳损疼痛的康复体疗方法。

> **练功歌诀**:仙人指路,指定裆势;仰掌两腰,出声发力;右掌上提,竖掌推出;至肘伸直,竖掌胸前;瞬间握拳,收至腰部;左掌上提,再次发力;动作如右,推掌收手;两臂交叉,重复练习。

十、饿虎扑食

[**练习方法**]

(1) 预备式。取弓箭裆势,两手屈肘,仰掌于两腰,拇指向前,四指并拢,虎口分开。

(2) 出声发力,蓄劲指掌。直掌前推,边伸腕边前臂内旋,腰随势前俯,前腿待势似冲,后腿使劲勿放松,至肘直腰平(图3-18)。两目前视,呼吸自然,意念集中。

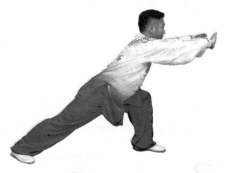

(3) 出声发力,蓄劲指掌。握拳屈肘内收,腰随势上抬,拳到腰变立掌扶腰。

(4) 两手后撑挺肘伸腕,回复弓箭裆势。

[**动作要领**]

(1) 上身正直,塌腰前屈膝在45°以下,后膝伸直。

(2) 边推边旋和上身前倾动作配合自然。

(3) 两拳紧紧握住,不放松。

(4) 边收边旋及直腰,动作协调自然。

图3-18 饿虎扑食

[**应用**] 饿虎扑食是少林内功功法中在弓箭裆势上,两臂旋转运劲配合腰部运动锻炼之势,可增强腰腿内功,提高掌推法、牵引法等手法内劲。饿虎扑食主要锻炼桡侧腕屈肌、拇长屈肌、掌长肌、桡侧腕长伸肌、股四头肌、髂腰肌等。可以作为腰腿部疾病的康复体疗方法。

> **练功歌诀**:饿虎扑食,弓箭裆势;仰掌腰旁,推掌旋臂;腰随前俯,倾腰助力;目视前方,呼吸自然;再次发力,握拳屈肘;直腰收拳,恢复原式;重复练习,壮腰蓄力。

十一、平手托塔

[**练习方法**]

(1) 预备式。取站裆势或指定裆势。两手屈肘,仰掌于两腰,拇指向前,四指并拢,虎口分开。

(2) 出声发力,蓄劲掌指。两掌犹如托物前推,两前臂运力外旋,至肘直,两掌与肩等高等宽(图3-19)。呼吸自然,意念集中。

(3) 出声发力,蓄劲掌指。两掌犹如托物回收,前臂运力外旋屈肘,至仰掌扶腰。

(4) 两手后撑挺肘伸腕,回复原裆势。

[动作要领]

(1) 前推与收回动作时,四指并拢,掌心平,手臂外旋。

(2) 两掌距离与肩部相同。

(3) 运动往返要直线进行。

[应用] 平手托塔是少林内功功法中仰掌前推旋劲锻炼之势,可增强前臂揆法、掌揉法等手法内劲。平手托塔具有通畅气机、调和气血的作用,主要锻炼旋前圆肌、肱桡肌、拇长伸肌等。可以作为颈、腰、肩、肘、腕等部劳损疼痛的康复体疗方法。

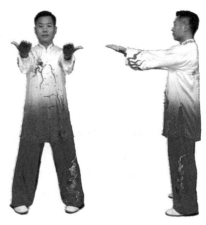

图 3-19 平手托塔

> **练功歌诀**:平手托塔,指定裆势;仰掌腰旁,出声发力;两掌托起,托与肩平;两掌收回,至于腰旁;出声发力,往返练习;两手后撑,复原裆势。

十二、风摆荷叶

[练习方法]

(1) 预备式。取站裆势或指定裆势。两手屈肘,仰掌于两腰,拇指向前,四指并拢,虎口分开。

(2) 两掌徐徐前推,至前胸两掌上下相叠,两肘微屈[图3-20(a)]。

(3) 出声发力,蓄劲掌指。前臂外旋,分掌向两侧徐徐分开,至身体两侧,两掌与肩等高,成一直线[图3-20(b)]。呼吸自然,意念集中。

(4) 出声发力,蓄劲掌指。两掌由两侧徐徐运劲内合,至前胸两掌上下相叠,两肘微屈。

(5) 两掌回收至腰部,仰掌扶腰。

(6) 两手后撑挺肘伸腕,回复原裆势。

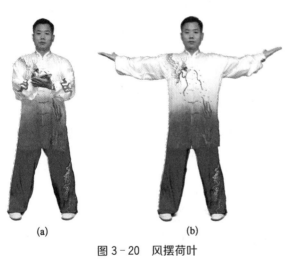

(a)　　　　　(b)

图 3-20 风摆荷叶

[动作要领]

(1) 上身正直,头顶平,目平视,呼吸自然。

(2) 肩肘掌须保持平直线。

(3) 两臂运动时,保持肘直、掌平。

[应用] 风摆荷叶是少林内功功法中锻炼内合和外分内劲之势,可增强前臂旋劲和悬劲。久练本势,则能强筋健骨,使气血顺利,元气充固。风摆荷叶主要锻炼胸大肌、冈上肌、肱二头肌、指总伸肌、尺侧腕伸肌、桡侧腕长伸肌等。可以作为肩周炎、肘、腕等部伤筋疼痛的康复体疗方法。

> **练功歌诀**:风摆荷叶,指定裆势;仰掌腰侧,两掌前推;边推边分,推至胸前;与肩等高,分至两侧;回收两掌,重复多次。

第四节　双人练习法

一、推把上桥

推把上桥是少林内功功法中对推运劲双人锻炼之法，是在弓箭裆势上前推八匹马的双人练习法，练习方法如下。

（1）预备式。甲、乙两人面对面站立，两人站立姿势同站裆势预备式。两人身体之间距离约等于一人上肢长度。甲、乙两者各向前跨一步呈左（右）弓箭裆势。甲、乙双方虎口相交，甲方手心紧贴乙方手背（或甲方手背紧贴乙方手心），四目相对（图3-21）。乙方伸肘，甲方屈肘待势。

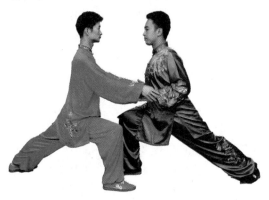

图3-21　推把上桥

（2）甲方出声发力，两掌运劲前推，虎口用力撑开，用力前推。乙方也同时用力向前，与甲方争力。乙方逐渐让势，甲方徐徐前推至两肘伸直。呼吸自然，不能憋气。

（3）乙方出声发力，两掌运劲前推，虎口用力撑开，用力前推。甲方也同时用力向前，与乙方争力。甲方逐渐让势，乙方徐徐前推至两肘伸直。呼吸自然，不能憋气。

（4）甲、乙双方分掌，身体复原成站裆势预备式。

> **练功歌诀**：推把上桥，双人锻炼；弓箭裆势，虎口相交；一方发力，用力前推；另方配合，与之争力；两人推送，你来我往；运力锻炼，呼吸自然；最后分掌，成原裆势。

二、双龙搅水

双龙搅水是少林内功功法中环转运劲双人锻炼之法，可增强肩部摇法等手法的内劲，练习方法如下。

（1）预备式。甲、乙两人面对面站立，两人站立姿势同站裆势预备式。两人身体之间距离约等于一人上肢长度。甲、乙两者各向左（右）跨一步呈左（右）弓箭裆势，甲、乙双方握拳，右（左）前臂内侧（间使穴）相交，另一手叉腰[图3-22（a）]。

（2）甲方出声发力，右（左）臂运劲向上抬起转动，在身前车轮状旋转一圈，乙方也同时蓄劲，与甲方争力[图3-22（b）]；乙方逐渐让势，甲方环转一周后回复预备式。

（3）乙方出声发力，右（左）臂运劲向上抬起转动，在身前车轮状旋转一圈，甲方也同时蓄劲，与乙方争力；甲方逐渐让势，乙方环转一周后回复预备式。

（4）甲、乙双方分臂，身体复原成站裆势预备式。

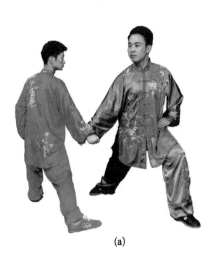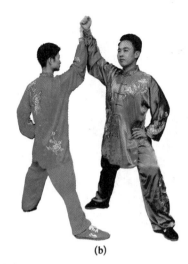

(a)　　　　　　　　　　(b)

图 3 - 22　双龙搅水

练功歌诀：双龙搅水,双人锻炼;对面站立,弓箭裆势;双方握拳,两臂交叉;内侧相靠,后手叉腰;一方发力,推臂旋转;如转车轮,旋转一圈;两者争力,你来我往;锻炼最后,双方分臂;身体复原,成预备式。

三、双虎夺食

双虎夺食是少林内功功法中对拉运劲双人锻炼之法,可增强拔伸法等手法的内劲,练习方法如下。

(1) 预备式。甲、乙两人面对面站立,两人站立姿势同站裆势预备式。两人身体之间距离约等于一人上肢长度。甲、乙两者各向左右跨一步呈左(右)马裆势,甲、乙双方左(右)手四指内扣,扣指握拳。甲方伸肘,乙方屈肘待势(图 3 - 23)。

(2) 甲方出声发力,用力屈肘内收,乙方也同时蓄劲,与甲方争力;乙方逐渐让势,甲方屈肘,拳至腰部。

(3) 乙方出声发力,用力屈肘内收,甲方也同时蓄劲,与乙方争力;甲方逐渐让势,乙方屈肘,拳至腰部。

(4) 甲、乙双方分拳,身体复原成站裆势预备式。

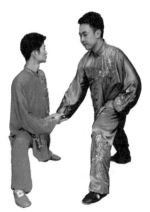

图 3 - 23　双虎夺食

练功歌诀：双虎夺食,站裆预备;甲乙两人,左右搭手;四指内扣,扣指握拳;甲方发力,屈肘内收;乙方争力,乙渐让势;甲方收肘,拳至腰部;乙方同甲,重复上述;你来我往,互相锻炼。

四、箭腿压法

箭腿压法是少林内功功法中膝关节对压的双人锻炼之法,可增强胸椎扳法等手法的内劲,提高膝关节参与手法运用的综合技能,练习方法如下。

(1) 预备式。甲、乙两人面对面站立,站立姿势同站裆势预备式。两人身体之间距离约等于一人上肢长度。甲、乙两者各向前跨一步呈左(右)弓箭裆势。甲乙双方左(右)脚相扣,双方左(右)膝下相扣,两手叉腰,四目相对。

(2) 甲方出声发力,屈右膝前弓,乙方蓄劲争力,与甲方争力,乙方逐渐让势,待乙方右膝伸直后,甲方蓄劲待势。

(3) 乙方出声发力,屈右膝前弓,甲方蓄劲争力,与乙方争力,甲方逐渐让势,待甲方右膝伸直后,乙方蓄劲待势(图3-24)。

(4) 甲、乙两者收腿,身体复原。

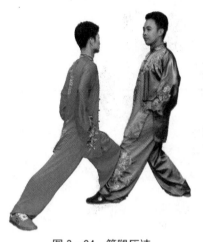

图3-24 箭腿压法

> **练功歌诀:**箭腿压法,甲乙双方;弓箭裆势,两目相视;左右两脚,膝下相扣;甲方发力,屈膝前弓;乙方争力,逐渐让势;待膝伸直,甲方待势;乙方同甲,重复上述;你来我往,互相锻炼。

五、八走势

八走势是少林内功功法中双人对拷(对击)锻炼之法,可以促进周身气血流通、经脉舒畅,进一步体会击法类手法的作用功效与应用,练习方法如下。

(1) 预备式。甲、乙两人面对面站立,两人站立姿势同站裆势预备式。两人身体之间距离约等于一人上肢长度。

(2) 甲、乙两人同时右脚向上跨一步,随势出声发力,双方右手前臂内侧(间使穴)相击;再出声发力,双方上肢顺时针方向旋转,在头前上方互击右前臂外侧(支沟穴);击后回复预备式。

(3) 甲、乙两人同时左脚向上跨一步,随势出声发力,双方左手前臂内侧(间使穴)相击;再出声发力,双方上肢逆时针方向旋转,在头前上方互击左前臂外侧(支沟穴);击后回复预备式。

(4) 甲、乙两人同时右弓箭步上势,两手臂握拳后伸,挺胸,出声发力轻撞左侧前上胸,击后回复预备式。

(5) 甲、乙两人同时左弓箭步上势,两手臂握拳后伸,挺胸,出声发力轻撞右侧前上胸,击后回复预备式。

(6) 甲、乙两人同时右弓箭步上势,双方握拳舒展胁肋,出声发力相互轻撞右侧胁肋,击后回复预备(图3-25)。

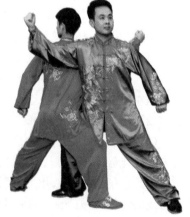

图3-25 八走势

(7) 甲、乙两人同时左弓箭步上势,双方握拳舒展胁肋,出声发力相互轻撞左侧胁肋,击后回复预备式。

(8) 甲、乙两人同时马步上势,双方握拳舒展腰背,出声发力相互轻撞右侧臀部,击后回复预备式。

(9) 甲、乙两人同时马步上势,双方握拳舒展腰背,出声发力相互轻撞左侧臀部,击后回复预备式。

练功歌诀：八走势法，双人站立；上跨右脚，同时发声；抬起前臂，互击内侧；回旋前臂，又击外侧；收脚站立，回预备式；接下动作，上跨左脚；重复上述，回预备式。

两人同时，弓箭步势；右腿前跨，两胸相对；握拳挺胸，蓄势待发；出声发力，轻撞左胸；接下动作，左腿前跨；重复上述，又撞右胸。

两人同时，右腿前跨；弓箭步势，握拳举臂；舒展胁肋，出声发力；轻撞右胁；接下动作，左腿前跨；重复上述，又撞左胁。

两人同时，马步上势；握拳抬臂，舒展腰背；出声发力，轻撞右臀；重复上述，又撞左臀；收势站立，恢复原式。

第五节　简化内功推拿手法常规操作

内功推拿常规操作是内功推拿流派的特色，它以一套常规的全身推拿操作方法为基础，通过辨证取经、取穴、取法，产生扶正祛邪、培补元气、调和气血、疏通经络、滑利关节的作用，达到强身健体、防病治病的目的。在练功课程中学习内功推拿操作，不仅可以让学生了解内功推拿流派的学术思想，感受手法运用的内在功力；而且可以让学习者深刻体会到练养结合的效果，激发学习积极性，也可作为功后放松使用。

一、头面部

① 拿五经；② 推桥弓；③ 扫散法；④ 拿项部；⑤ 击大椎。

二、躯干部

① 平推肩、背、腰部；② 平推督脉、膀胱经；③ 平推胁肋部。

三、上肢部

① 平推手三阳、手三阴；② 拿上肢；③ 劈指缝；④ 运肩法；⑤ 搓上肢；⑥ 抖上肢。

第六节　桑枝棒击法

棒击法是内功推拿流派的传统操作技法，具有浓郁的中国功法特点。棒击法采用特制的桑枝棒在体表循经进行击打，具有疏理肌筋、振奋阳气、开通闭塞、提高正气的作用。

一、头项部

① 击百会穴;② 击大椎穴;③ 击肩井穴。

二、躯干部

① 击肺俞穴;② 击腰阳关穴;③ 击膻中穴。

三、四肢部

① 击上臂外侧;② 击前臂外侧;③ 击大腿前侧;④ 击小腿外侧;⑤ 击小腿后侧。

[附] 桑枝棒制法

用伏天细桑枝 12 根(粗约 0.5 cm),去皮阴干,每根用桑皮纸卷紧,并用线绕扎,然后将桑枝合起来先用线扎紧,再用桑皮纸层层卷紧并用线绕好。外面用布裹紧缝好即成。要求软硬适中(即具有弹性),粗细合用(即用手握之合适,为 4.5~5 cm),长约 40 cm。

本书配套数字教学资源

微信扫描二维码,加入推拿功法学读者交流圈,获取配套教学视频、学习课件、课后习题和沟通交流平台等板块内容,夯实基础知识

第四章　易筋经

导学

　　本章介绍了易筋经的发展概况、历史源流、锻炼机制和练习要领,介绍了易筋经十二势的基本练习方法。通过学习,要求掌握易筋经的锻炼机制和伸筋拔骨的练习要领,易筋经十二势的练习方法和动作要求;熟悉一指禅推拿流派应用易筋经功法的学术思想。

第一节　概　　述

　　易筋经是一门历史悠久、流传广泛的传统功法,是以提高身体各脏器功能,促进全身力量的运用和发挥的基础功法,也是一指禅推拿流派传承的重要组成部分。

　　相传易筋经创立于北魏孝昌三年(527年),在我国河南嵩山地区,由天竺国僧人菩提达摩所创,后由于其作为武术技击的基础功法,经多代修改补充,有多种不同的练功方式流传。至清代咸丰年间,李鉴臣继承并发展了一指禅推拿疗法,将易筋经作为提高推拿手法应用和增强疗效的基础功法,重新修改,使之更符合推拿手法的用力技巧和伸筋拔骨的作用。其传之于扬州丁凤山,丁凤山传其13个弟子。至1956年,上海卫生学校推拿班创办,一指禅推拿名家朱春霆、沈希圣、丁宝山、钱福卿、王纪松、王百川执教,一指禅推拿流派和易筋经得到进一步推广与发展。

　　一指禅推拿流派在中医学思想指导下,以十二大手法为经,以十二式易筋经功法为纬,编织机体经纬,充分体现出"手法循经取穴、功法舒理肌筋"的学术特色。一指禅推拿流派强调易筋经锻炼,一方面是希望通过练功,充分发挥出操作者的腰力、腿力、臂力、指力,并使肩、肘、腕、指等关节变得柔软有力,易于操作者力量的运用和手法操作。另一方面,指导患者练习易筋经,改善全身筋脉功能,配合手法操作,以提高推拿疗效。

本书配套数字教学资源

微信扫描二维码,加入推拿功法学读者交流圈,获取配套教学视频、学习课件、课后习题和沟通交流平台等板块内容,夯实基础知识

一、易筋经的历史源流

　　相传易筋经乃天竺国香至王的第三子,印度佛教第二十八祖,"东土"(中国)禅宗初祖达摩于北魏孝昌三年,游嵩山少林寺,在那里独自修习禅

定所创,并经僧人般剌密谛译成汉文。达摩传佛法最早记载的文献是敦煌出土的《历代法宝记》(774 年)和唐代《圆觉经大疏钞》卷二之中,但是否其同时传授《易筋经》无明确记载。清代凌廷堪在《校礼堂文集·与程丽仲书》中认为易筋经是明代天启四年(1624 年)由天台紫凝道人假托达摩之名而编创。

易筋经十二式首见于明末来章氏辑本,清代咸丰八年(1858 年),潘霨将"易筋经十二势"辑入其所撰的《卫生要术》。光绪七年(1881 年),王祖源对《卫生要术》一书重加摹刻,更名为《内功图说》,继而流传极广,变化亦多。在 1990 年出版的《达摩洗髓易筋经》中,此十二式功法又被称作"韦驮劲十二势"。一指禅推拿流派成名于清咸丰年间,这与该派选用易筋经十二式在年代上比较符合,之后一指禅推拿流派的传承中一直强调易筋经的锻炼与应用。

有学者分析易筋经十二势动作后认为,易筋经动作多为仿效农民的各种农活姿势,演化而成一种锻炼方法。如韦驮献杵第一势,效仿农夫用木杵舂米的动作;韦驮献杵第二势,效仿担粮动作;韦驮献杵第三势,则是效仿净粮动作;再如倒拽九牛尾势,是效仿牵牛拉粮动作;工尾势,则是躬身收粮动作等。有佛家练功者,将其内容用禅宗的语言来代替,并借托达摩所创,故又有"少林派达摩易筋经十二式"之说。

二、易筋经的锻炼机制

筋是人体重要的组织结构,是联络关节之间的一种坚韧组织,即软组织。筋处骨节之外,肌肉之内,四肢百骸,无处非筋。人肩之能负,手之能摄,足之能履,通身之活泼灵动者,皆筋之挺然者也。

人的筋有弛、挛、靡、弱、缩、壮、舒、劲、和等种种情形。筋壮则强,舒则长,劲则刚,和则康,拥有健康的筋就会拥有健康的机体。筋弛则病,挛则瘦,靡则痿,弱则懈,缩则亡,筋的病变会导致机体多种疾病。

易筋经之"易",可以解释为是改变或变换的意思,此处可引申为增强、修复之意。"易筋"就是将筋挛者易之以舒,筋弱者易之以强,筋弛者易之以和,筋缩者易之以长,筋靡者易之以壮,从而将痿弱的"筋"修复成强壮的"筋",并且延缓"筋"的衰弱。"经",则是指方法。易筋经就是通过特定的方法,进行自我调身、调息、调心的锻炼,修复、增强经筋功能和筋力的运用,达到调整脏腑功能、培育正气的目的。

三、易筋经的练习要领

易筋经十二势练习中强调调身、调息和调心,锻炼过程中要求伸筋拔骨,达到气盈筋健、骨劲膜坚、刚中有柔、柔中有刚、静中求动、动中含静、意力统一、松静自然的境界。

易筋经锻炼时,每式动作都要配合呼吸,定式调息可以做 3～10 次深长呼吸,保持身心的松、静、自然、舒适。锻炼应循序渐进,持之以恒。练功的时间、次数、姿势的选择都要因人、因时、因地而异,一般以练功后微微出汗为宜。衣服要宽松适度,以免妨碍锻炼和出汗着凉。

在条件允许的情况下,在易筋经锻炼中,可以同时增加拔伸类、摆动类手法应用学习,能把握手法动作技巧和手法力量的运用,体会中医推拿主张的"肌筋修复宜主动与被动相结合,功法与手法相结合"的学术思想与技法。

第二节 易筋经的基本练习法

一、韦驮献杵第一势

韦驮是佛教天神,其塑像通常身穿古代武将服,手持金刚杵。塑像一般被安置在天王殿弥勒像之背,面对大雄宝殿释迦牟尼像。韦驮献杵第一势是易筋经的主要练习姿势,其动作为恭敬托起兵器的姿态,其锻炼要求为松静自然。

[练习方法]

1. 预备式 两脚并拢,头如顶物,两目平视,口微开,舌抵上腭,下颌微里收,含胸舒背,蓄腹收臀直腰,两手臂自然下垂于身体两侧,五指并拢微屈,中指贴近裤缝。身体正直,心平气静。

2. 两手上提,吸气旋臂 左脚向左平跨一步,两脚间距离与肩等宽,髋膝放松,足掌踏实。随吸气,两手臂内旋,两上肢徐徐提起至肩高。

3. 屈肘伸腕,呼气抱球 随呼气,屈肘伸腕,十指自然分开,两掌心内凹,于胸前呈抱球势,凝神调息(图4-1)。

4. 伸肘合掌,旋臂对胸 随吸气,伸肘合掌。随呼气,松肩屈肘,合掌内旋,中指尖对于喉部中央,腕、肘、肩呈一平面,凝神调息。

5. 收式 两臂外旋,伸肘,前臂内旋分掌,至两上肢呈一直线后,松肩松肘,两掌慢慢落下,左脚收回,回复预备式。

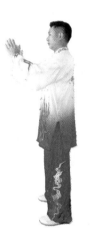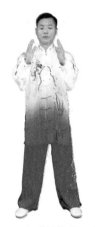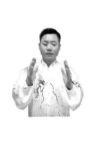

图4-1 韦驮献杵第一势

[动作要领]

(1) 练习时,呼吸自然,精神集中。

(2) 上肢抬起形成抱球姿势时,髋、膝关节自然放松,两手掌相距约15 cm,肘关节夹角约120°。

[应用]

(1) 韦驮献杵第一势着重锻炼肩部、上臂部、前臂部、腕部、掌指部肌筋的协调能力,在保持动作姿态的同时,充分放松全身肌筋,可显著提高一指禅推法、㨰法、搓法、揉法、拿法、拔伸法等推拿手法用力技巧。

(2) 可作为颈椎病、肩关节周围炎、高血压、失眠和呼吸系统疾病等的康复体疗方法。

[古籍原文]《内功图说》:"立身期正直,环拱手当胸,气定神皆敛,心澄貌亦恭。"

二、韦驮献杵第二势

韦驮献杵第二势又称为"横担降魔杵",为放松状态下两上肢平担兵器的动作,是易筋经功法中锻炼两手臂悬劲和耐力的重要姿势。

[练习方法]

1. 预备式　同前。

2. 左右平衡,双手横担　随吸气两掌徐徐各向左右平分至肩、肘、腕、掌相平,上肢呈一字平开,掌心向下,四指并拢,指骨间关节伸直(图4-2)。随呼气肩髋膝放松,凝神调息。

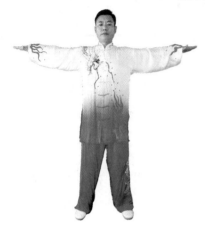

3. 收式　随呼气两掌从身体两侧慢慢落下,左脚收回,回复预备式。

[动作要领]

(1) 呼吸自然,意念可集中在手掌,意想中指向两侧伸展。

(2) 胸部要舒展放松。

[应用]

(1) 韦驮献杵第二势着重锻炼项部、胸部、肩部、上臂部、前臂部、腕部、掌指部肌筋的协调放松能力,在保持动作姿态的同时,充分放松全身肌筋,可显著提高推法、按法、击法、拿法、扳法等推拿手法用力技巧。

图4-2　韦驮献杵第二势

(2) 可作为颈椎病、肩关节周围炎、失眠和呼吸系统疾病等的康复体疗方法。

[古籍原文]《内功图说》:"足指挂地,两手平开,心平气静,目瞪口呆。"

三、韦驮献杵第三势

韦驮献杵第三势又称"掌托天门",其动作为全身放松状态下两上肢前伸上送兵器的动作,是易筋经功法中锻炼上下肢耐力和平衡协调能力的重要姿势。

[练习方法]

1. 预备式　同前。

2. 翻掌上托,目观提踵　左脚向左平跨一步,两脚间距离与肩等宽,髋膝放松,足掌踏实。随吸气,两掌从身前抬起,过胸后旋臂翻掌伸腕,掌心朝天,手指自然伸直,虎口自然分开。两掌上托,高过头顶,肘微屈,仰头,目观掌背(图4-3)。随势足跟提起,以足前掌着地支撑身体。随呼气,松肩定式,凝神调息。

3. 两掌变拳,随势落踵　随呼气两掌变拳,旋动前臂,缓缓将两拳自上往下收至腰部,拳心向上。在收拳同时,足跟随势缓缓下落,两拳至腰时,两足跟恰落至地。

4. 收式　两拳放松变掌自然落下,左脚收回,恢复预备式。

[动作要领]

(1) 练习时,呼吸自然,精神集中。

(2) 足跟缓缓提起与手掌上抬协调,足跟尽量离地,上身微前倾,不可挺腹。握拳回收与足跟下落同时进行。

(3) 目视两手中指尖,不必过分仰头。

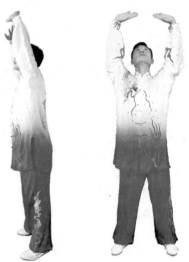

图4-3　韦驮献杵第三势

［应用］

(1) 韦驮献杵第三势着重锻炼小腿部、脚趾部、肩部、腕部和胸部肌筋的协调放松能力,在保持动作姿态的同时,充分放松全身肌筋,可显著提高踩跷法、拔伸法、大幅度摇肩法、肘压法、肘推法等推拿手法用力技巧。

(2) 可作为颈椎病、肩关节周围炎、失眠、退行性膝关节炎和呼吸系统疾病等的康复体疗方法。

［古籍原文］《内功图说》:"掌托天门目上观,足尖著地立身端,力周腿胁浑如植,咬紧牙关不放宽,舌可生津将腭抵,鼻能调息觉心安,两拳缓缓收回处,用力还将挟重看。"

四、摘星换斗势

摘星换斗势是易筋经功法中虚步锻炼之势,其上肢为摘取和移换天上星斗的动作,为易筋经功法中锻炼下肢力量、调整身体重心平衡,以及上肢耐力和扭转力量的重要姿势之一。

［练习方法］

1. *预备式*　同前。

2. *左脚前跨,斜丁八步*　左脚稍向左前方跨一步,与右脚呈斜丁八字步形。左脚跟与右脚掌弓距离为本人一手掌宽。

3. *虚步钩手,握拳护腰*　屈髋屈膝,左脚跟抬起,右腿坐实,呈左虚步;左手五指合拢呈钩手,置于裆前;右手空拳,拳面贴于腰后命门穴。

4. *吸气提钩,呼气旋臂*　随吸气左钩手提起,置于头的左前上方,前臂自然垂直,钩手向前(图4-4)。随呼气外旋左前臂,两目注视左钩手掌心,凝神调息。

5. *收式*　左钩手变掌,随呼气松肩屈肘俯掌,从身前缓缓下按。左脚收回,回复预备式。

6. *右侧练习*　同左侧。

［动作要领］

(1) 定式调息时,舌抵上腭,口微开,呼吸调匀,使气下沉丹田。

(2) 前脚脚尖着地,脚跟自然提起;重心以3∶7比例分配在前后,做到前虚后实。

(3) 上举的前臂垂直地面,眼光关注手掌心。

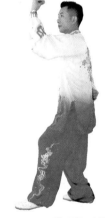

图4-4　摘星换斗势

［应用］

(1) 摘星换斗势着重锻炼肩部、腕部、掌指部、大腿部、小腿部、脚趾部的肌筋,在保持动作姿态的同时,充分放松全身肌筋,可显著提高一指禅推法、拿法、点穴法、踩跷法等推拿手法用力技巧。

(2) 可作为肩关节周围炎、肱骨外上髁炎、腕管综合征、退行性膝关节炎等的康复体疗方法。

［古籍原文］《内功图说》:"只手擎天掌覆头,更从掌中注双眸,鼻端吸气频调息,用力收回左右侔。"

五、倒拽九牛尾势

倒拽九牛尾势是易筋经功法中马步、弓步交换锻炼之势,其模仿牵牛拉粮动作,为易筋经功法中锻炼下肢力量、调整身体重心平衡,以及上肢耐力和扭转力量的重要姿势之一。

［练习方法］

1. *预备式*　同前。

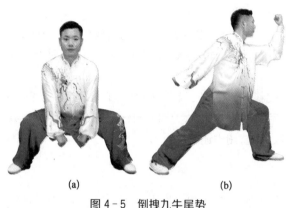

(a)　　　　　　　(b)

图 4-5　倒拽九牛尾势

2. 马步握拳，拳背相对　左腿向左平跨一大步，两足尖内扣，屈膝屈髋下蹲呈马步势；随吸气两手握拳由身体两侧划弧形向裆前，拳背相对，拳面近地，随势上身略前俯，松肩，直肘，昂头，目前视[图 4-5(a)]。

3. 化拳为掌，上提抱球　两拳上提至胸前，由拳化掌呈抱球势。

4. 两臂外展，五指分开　两臂外展，至身体两侧呈一字形，两掌背伸，五指自然分开。

5. 左弓右箭，倒拽九牛　身体向左侧转呈左弓箭势，左上肢外旋屈肘约呈半圆状于胸前，拳心对面，左腕平，双目观拳，拳高与肩平，左膝不过左脚尖；右上肢内旋后伸，右肘关节自然，拳背离臀，上肢后伸达 30°，右腕平直[图 4-5(b)]。凝神调息。

6. 右转下蹲，马步握拳　身体右转，屈髋屈膝下蹲呈马步势；两手握拳由身体两侧划弧形向裆前，拳背相对，拳面近地。

7. 化拳为掌，上提抱球　同本势动作 3。

8. 两臂外展，五指分开　同本势动作 4。

9. 右弓左箭，倒拽九牛　身体向右侧转呈右弓箭势，右上肢外旋屈肘约呈半圆状于胸前，拳心对面，右腕平，双目观拳，拳高与肩平，右膝不过右脚尖；左上肢内旋后伸，左肘关节自然，拳背离臀，上肢后伸达 30°，左腕平直。凝神调息。

10. 收式　身体左转，呈高马步势；两拳变掌，屈肘，两掌从身前划弧下按，随势膝关节伸直，两脚并拢，身体回复预备式。

[动作要领]

(1) 马步屈髋屈膝，大腿与地面夹角需在 45°以下，气沉丹田，两拳下伸，意念关注。

(2) 弓箭步前屈腿，大腿与地面夹角小于 45°，后腿膝关节伸直，两脚踏实，脚底勿离地。

(3) 两臂内外旋转自然，两拳自然握紧。

[应用]

(1) 倒拽九牛尾势着重锻炼前臂、掌指部、髋部、大腿部的肌筋，在保持动作姿态的同时，充分放松全身肌筋，可显著提高一指禅推法、㨰法、搓法、拿法、扳法等推拿手法用力技巧。

(2) 可作为肩关节周围炎、肱骨外上髁炎、腕管综合征、退行性膝关节炎、腰椎退行性脊柱炎等的康复体疗方法。

[古籍原文]《内功图说》："两腿后伸前屈，小腹运气空松，用力在于两膀，观拳须注双瞳。"

六、出爪亮翅势

出爪亮翅势是易筋经功法中锻炼臂力与指力之势，主要取十指模仿飞鸟展翅之意。

[练习方法]

1. 预备式　同前。

2. 两手护腰，掌心朝天　两手仰掌放于腰部两侧，掌心朝天，四指伸直分开。

3. 上提翻掌，目观提踵　十指用力分开，随吸气两手掌沿胸前徐徐上提过头，旋臂翻掌，掌心朝天,仰头目观中指尖;随势足跟提起离地,以两足尖支持体重,肘微屈,直腰,膝不得屈。

4. 两掌外分,随势落踵　随呼气两掌缓缓分向左右而下,达肩平,上肢呈一字平举(掌心向下),手指分开,掌心向下;随势足跟落地。

5. 前臂外旋,十指分开　前臂外旋,十指用力分开,掌心朝天。

6. 两掌化拳,收于腰间　两掌化拳,用力握拳,徐徐屈肘收回,置于腰间。

7. 两拳化仰,旋臂化俯　两拳化为仰掌,前臂内旋,化仰掌为俯掌,掌心向下,置于腰部两侧。

8. 提踵撑指,前推亮翅　足跟提起离地,两手十指用力撑开,由胸前徐徐向前推至肘直;随势随吸气两掌背屈,使掌心朝前(图4-6)。

9. 屈腕屈肘,随势落踵　十指用力分开,随呼气屈腕至腕平,屈肘回收至腰部,掌心向下俯掌护腰,足跟随势而落下。

10. 收式　两掌放下,身体回复预备式。

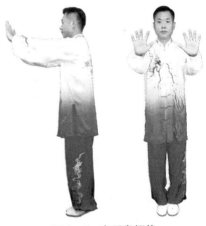

图4-6　出爪亮翅势

[动作要领]

(1) 上肢动作与脚跟的起落要协调一致。

(2) 本势动作8、9可重复练习多次。

(3) 手指撑力时,思想集中,不要憋气。

[应用]

(1) 出爪亮翅势着重锻炼手掌、前臂、脚趾、小腿的肌筋,在保持动作姿态的同时,充分放松全身肌筋,可显著提高一指禅推法、按法、拿法、弹拨法、踩蹻法等推拿手法用力技巧。

(2) 可作为颈椎病、指腱鞘炎、肱骨外上髁炎、腕管综合征、退行性膝关节炎等的康复体疗方法。

[古籍原文]《内功图说》:"挺身兼怒目,推手向当前,用力收回处,功须七次全。"

七、九鬼拔马刀势

九鬼拔马刀势是易筋经功法中锻炼颈肩背伸展和力量之势,其模仿骑兵从后背拔马刀的形态动作。

[练习方法]

1. 预备式　同前。

2. 两足内八,两掌交叉　足尖相衔,足跟分离呈内八字形,膝直足平,同时两臂向前呈交叉掌置于胸前(左前右后),腕部相靠,手背相对。

3. 左臂往前,右臂置后　左臂向上经左往胸前,肘略屈,掌心微向内凹,虎口朝上,掌根着实,蓄劲于指;右臂经上往后呈钩手,松肩直肘,置于身后。

4. 俯掌下覆,中指相接　右臂上举过头,由头部右侧屈肘俯掌下覆,使手掌心贴于背部中央,同时身稍前倾,头略俯,左上肢松肩,屈肘,钩手化掌,使左掌心贴于背,两中指尽量相接[图4-7(a)]。

5. 右掌抱颈,手项相争　右掌上移抱颈。随呼气,右肘内收,手掌下按颈项,颈背左转,低头眼视左脚跟,手项争力[图4-7(b)]。随吸气,右肘外展开胸,抬头眼视右上方,手项争力[图4-7(c)]。

6. 收式　两上肢伸直平肩,放松下落,身体复原。

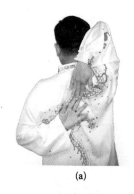
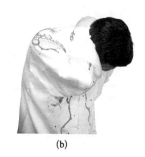
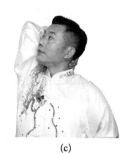

(a)   (b)   (c)

图 4-7   九鬼拔马刀势

7. 右侧练习   同左侧。

[动作要领]

(1) 手项相争,同时用力,动作协调,可反复练习多次。

(2) 屈颈仰项,开阔胸胁,呼吸自然。

[应用]

(1) 九鬼拔马刀势着重锻炼颈部、肩部、背部、腰部、脚趾、小腿的肌筋,在保持动作姿态的同时,充分放松全身肌筋,可显著提高拔伸法、扳法、摇法、拍法、击法等推拿手法用力技巧。

(2) 可作为颈椎病、颈背肌筋膜炎、肩关节周围炎、头痛、感冒、失眠、肱骨外上髁炎、退行性脊柱炎等的康复体疗方法。

[古籍原文]《内功图说》:"侧首弯肱,抱顶及颈,自头收回,弗嫌力猛,左右相轮,身直气静。"

八、三盘落地势

三盘落地是易筋经功法中锻炼上肢、腰背、下肢力量平衡协调之势。三盘谓两手之间、两膝之间、两足之间犹有三盘,三盘落地势是指三盘重叠欲坠于地的状态。

[练习方法]

1. 预备式   同前。

2. 马裆下蹲,两手叉腰   左脚向左平跨一步,两脚之距约为本人 3 倍脚长,两手叉腰,挺胸直腰,头端平,目前视,足尖内扣,屈膝下蹲呈马裆势。

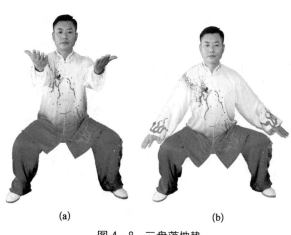

(a)   (b)

图 4-8   三盘落地势

3. 两手抄抱,十指交叉   两手由后向前抄抱,十指相互交叉而握,掌背向前,虎口朝上,肘微屈,肩松,两上肢似一圆盘放于上胸。

4. 旋腕转掌,运动上托   旋腕转掌,两掌心朝前,运动上肢,使两掌向左右(划弧线)而下,至下腹部呈仰掌,随吸气沿腹胸之前徐徐运劲上托[图 4-8(a)]。

5. 旋臂翻掌,运动下按   内旋前臂,翻掌下按,掌心朝下,虎口朝内,随呼气沿胸腹之前,运动下按,呈俯掌置于膝盖上部,两肩放松,肘微屈曲,两臂略向内旋,中指相对,前胸微挺,头如顶物,双目前视。

6. 吸气上移,呼气下按 随吸气重心稍上移,两上肢外展,前臂外旋,分掌按于两膝旁。随呼气,屈髋屈膝下蹲,两掌随势下按[图4-8(b)]。

7. 收式 身体起立,两掌放松,身体回复预备式。

[动作要领]

(1) 沉肩、松肘,上肢运动要缓慢、柔和,变换动作要自然。

(2) 下按两掌,意念集中掌心,凝神调息,气沉丹田。

(3) 上托两掌,高不过眉,两掌距离不大于肩之宽,掌心摊平,拇指与四指分开。

(4) 上盘宜轻举,中盘宜左右平衡,下盘宜蓄劲稳固。

[应用]

(1) 三盘落地势着重锻炼胸部、大腿部、髋部、膝部、腕部、掌部的肌筋,在保持动作姿态的同时,充分放松全身肌筋,可显著提高拔伸法、按法、摩法、扳法、摇法等推拿手法用力技巧。

(2) 可作为颈椎病、颈背肌筋膜炎、肩关节周围炎、退行性膝关节炎、退行性脊柱炎等的康复体疗方法。

[古籍原文]《内功图说》:"上腭坚撑舌,张眸意注牙,足开蹲似踞,手按猛如拿,两掌翻齐起,千金重有加,瞪睛兼闭口,起立足无斜。"

九、青龙探爪势

青龙探爪势是易筋经功法中锻炼上肢、颈腰背、下肢伸展和力量之势,其模仿动物弯腰扭转伸爪的动作。

[练习方法]

1. 预备式 同前。

2. 左脚平跨,仰掌护腰 左脚向左平跨一步,两脚平行,两脚间距与肩等宽,两手仰掌护腰,立身正直,头端平,目前视。

3. 左手右探,目视掌心 左上肢仰掌向右前上方伸探,掌高过顶,随势身略向右转侧,面向右前方,右掌仍作仰掌护腰势,目视手掌心,两足踏实勿移动(图4-9)。

4. 拇指屈曲,目视拇指 左手拇指向掌心屈曲,双目视拇指。

5. 旋臂翻掌,推掌置地 左臂内旋,掌心向下,从右侧俯身弯腰,至右脚外侧,身体向左侧转正,随势推掌至地,膝直,目光注视手背。

6. 吸气上抬,呼气下按 随吸气,腰慢慢直起,手掌随势上抬;随呼气,腰慢慢弯下,手掌随势按地。

7. 左转握拳,直腰收拳 腰向左侧转,至左脚外侧,随吸气,握拳直腰,收拳到腰部。

8. 收式 两手放下,左脚收回,身体复原成预备式。

9. 右侧练习 同左侧。

[动作要领]

(1) 两脚平行之间距离与肩等宽。

(2) 两脚踏平,膝直,腰胁放松。

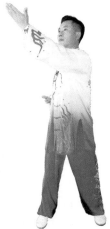

图4-9 青龙探爪势

[应用]

(1) 青龙探爪势着重锻炼胁肋部、腰背部、股部的经筋,在保持动作姿态的同时,充分放松全身肌筋,可显著提高按法、背法、扳法、摇法等推拿手法用力技巧。

(2) 可作为颈椎病、颈背肌筋膜炎、退行性脊柱炎和呼吸系统疾病、肝胆疾病等的康复体疗方法。

(3) 高血压、冠心病、脑血管病患者慎重锻炼。

[古籍原文]《内功图说》:"青龙探爪,左从右出,修士效之,掌平气实,力周肩背,围收过膝,两目注平,息调心谧。"

十、卧虎扑食势

卧虎扑食势是易筋经功法中指臂力锻炼之势,其模仿卧虎扑向食物的动作。

[练习方法]

1. 预备式 同前。

2. 左仆下蹲,挺胸直腰 左腿向左跨出一大步,两脚间距约本人4足长度。屈右膝关节下蹲呈左仆步势;两手俯掌相叠扶于右膝上,挺胸直腰,两目视左前方。

3. 左弓右箭,十指探爪 身体向左侧转,右腿挺直,屈左膝呈左弓右箭步;扶于膝上两掌从身体两侧屈肘上举置于耳之两旁,十指微屈,用力分开,徐徐运动向前推出至肘直,目视前方。

4. 俯腰下按,左脚搭右 俯腰,两掌下按,掌或指着地,按于左脚两侧,右脚跟抬起,脚尖踮地。左脚后撤,脚背放于右足跟上。

5. 臀部后坐,蓄劲待发 屈髋屈膝,弯腰,身体缓缓后收,胸腹部内收,臀部后坐左脚跟上,蓄劲待发。

· 6. 俯身前探,卧虎扑食 右足尖发劲,屈曲之膝缓缓伸直,屈肘,身体徐徐向前,上身俯身贴地前探,势如卧虎扑食;伸肘,昂头抬胸,身体呈反弓状,势如卧虎叼食状(图4-10)。屈髋屈膝,弯腰,身体后收,臀部后坐左脚跟上,重复本势动作。

7. 收式 左脚前踏地,身体起立复原。

8. 右侧练习 同左侧。

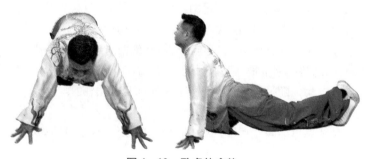

图4-10 卧虎扑食势

[动作要领]

(1) 呼吸自然,意念集中掌指。

(2) 放于足两侧之掌或指的距离约与肩宽,两手位置固定不动。

(3) 后脚尖撑地,身体前俯探地时,上身脊柱尽量舒展。

(4) 全身后收时吸气,前探时呼气,身体前后运动形同波浪状,切勿屏气。

(5) 初练时可手掌着地,后逐减至五指、三指(拇、示、中指)、二指(拇、示指)、一指(拇指)着地。次数量力逐渐增加。

[应用]

(1) 卧虎扑食势着重锻炼手指部、颈部、背部、腰部、髋部的肌筋,在保持动作姿态的同时,充分放松全身肌筋,可显著提高一指禅推法、掖法、按法、拿法、捏法、弹拨法、扳法等推拿手法用力技巧。

(2) 可作为颈椎病、颈背肌筋膜炎、退行性脊柱炎、脊柱侧弯畸形和呼吸系统疾病等的康复体疗方法。

(3) 高血压、冠心病、脑血管病、肾病患者慎重锻炼。

[古籍原文]《内功图说》:"两足分蹲身似倾,屈伸左右腿相更,昂头胸作探前势,偃背腿还似砥平,鼻息调元均出入,指尖着地赖支撑,降龙伏虎神仙事,学得真形也卫生。"

十一、打躬势

打躬势又称打躬击鼓势,是易筋经功法中锻炼腰腿伸展和力量之势,其模仿躬身收物的动作。

[练习方法]

1. 预备式　同前。

2. 左足平跨,两手平举　左腿向左平跨一步,两足之距比肩宽,足尖内扣,两手仰掌徐徐分向左右而上,呈平举势,头如顶物,目前视[图4-11(a)]。

3. 掌心掩耳,击鸣天鼓　屈肘,两掌心掩耳,十指抱头,鸣天鼓21次[图4-11(b)]。

4. 十指交叉,马步下蹲　十指交叉相握,屈髋屈膝下蹲呈马步。

5. 弯腰前俯,直腰马步　随呼气,弯腰直膝前俯,两肘内收抱头,头探胯下[图4-11(c)(d)];随吸气,直腰屈髋屈膝呈马步,两肘外展。

6. 收式　两掌从身体两侧放下,身体起立复原。

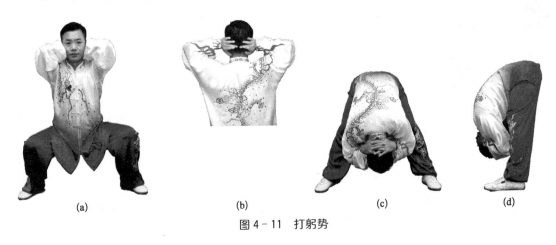

(a)　　　　　(b)　　　　　(c)　　　　　(d)

图4-11　打躬势

[动作要领]

(1) 鸣天鼓时,手掌心紧贴耳门。

(2) 弯腰身体前探时,脚跟不能离地,膝伸直。

(3) 两肘开合动作自然。

(4) 本势动作5可反复练习多次。

[应用]

(1) 打躬势着重锻炼颈部、肩部、腰背部、胸部的肌筋,在保持动作姿态的同时,充分放松全身肌筋,可显著提高背法、拔伸法、扳法等推拿手法用力技巧。

(2) 可作为颈椎病、颈背肌筋膜炎、退行性脊柱炎、脊柱侧弯畸形、耳鸣、头晕和呼吸系统疾病等的康复体疗方法。

(3) 高血压、冠心病、脑血管病、肾病患者慎重锻炼。

[古籍原文]《内功图说》:"两手齐持脑,垂腰至膝间,头惟探胯下,口更齿牙关,掩耳聪教塞,调元气自闲,舌尖还抵腭,力在肘双弯。"

十二、工尾势

工尾势又称为掉尾摇头势,是易筋经功法中腰臀力量锻炼之势,动作模仿疲劳后弯腰、仰腰及伸展动作。

[练习方法]

第一组

1. 预备式 同前。

2. 十指交叉,翻掌上托 两手仰掌十指交叉,由胸前徐徐上举过头顶,旋腕翻掌上托,掌心朝天,两肘伸直,双目视掌,随掌上举而渐移;至头顶后,掌心向上,中指相对,身立正直。

3. 腰背后伸,上肢上举 随吸气腰背后伸,仰头,上肢随势后上举,目上视。

4. 俯身向前,推掌至地 随呼气俯身向前,推掌至地。昂首瞪目,肘直,足跟勿离地。

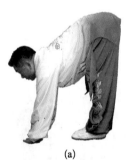 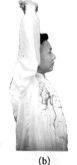

5. 腰背左屈,眼观左臀 随吸气,腰背向左侧屈,头左扭,眼观左臀部;随呼气,双掌推至地,头身转正。

6. 腰背右屈,眼观右臀 随吸气,腰背向右侧屈,头右扭,眼观右臀部;随呼气,双掌推至地,头身转正。

7. 吸气直腰,呼气推掌 随吸气,腰部慢慢直起,手掌慢慢抬起;随呼气,腰部慢慢弯下,推掌至地[图4-12(a)]。

8. 收式 随吸气,腰部慢慢直起,手掌慢慢抬起;身体直立,两臂上举,十指交叉,两掌向上,髋膝屈松[图4-12(b)]。

(a)   **(b)**

图4-12 工尾势

第二组

(1) 接第一组动作8,随吸气,髋膝伸直,身体向左扭转。

(2) 随呼气,髋膝屈松,身体向右转正。

(3) 随吸气,髋膝伸直,身体向右扭转。

(4) 随呼气,髋膝屈松,身体向左转正。

(5) 收式。两手从身体两侧放下,身体复原成预备式。

第三组

(1) 接第二组收式,两脚并拢,身体直立,两手自然放于身体两侧,吸气,跷起脚跟。

(2) 呼气,顿落足跟,翘起脚趾。

(3) 同本组动作(1)。

(4) 同本组动作(2)。

(5) 收式。身体复原成预备式。

[动作要领]

(1) 呼吸与动作协调自然,意念集中。

(2) 身体的前弯、后伸、侧屈、扭转动作舒展。

(3) 脚跟踮落与脚趾翘起动作应协调稳定。

(4) 十二势全部练习结束后,可配合静坐调息。

[应用]

(1) 工尾势着重锻炼颈部、肩部、腰背部、臀部的肌筋,在保持动作姿态的同时,充分放松全身肌筋,可显著提高背法、拔伸法、扳法、踩跷法等推拿手法用力技巧。

(2) 可作为颈椎病、颈背肌筋膜炎、退行性脊柱炎、脊柱侧弯畸形、头痛、失眠、耳鸣、头晕和呼吸系统疾病等的康复体疗方法。

(3) 高血压、冠心病、脑血管病患者慎重锻炼。

[古籍原文]《内功图说》:"膝直膀伸,推手及地,瞪目摇头,凝神一志,起而顿足二十一次,左右伸肱,以七为志。更作坐功,盘膝垂眦,口注于心,息调于鼻,定静乃起,厥功准备。"

本书配套数字教学资源

微信扫描二维码,加入推拿功法学读者交流圈,获取配套教学视频、学习课件、课后习题和沟通交流平台等板块内容,夯实基础知识

第五章 调息筑基功

导学

本章介绍了调息筑基的定义和主要内容,以及调息定神法、采吸法、灌气法、带脉法和收功法。通过学习,要求掌握调息筑基功的练习方法,熟悉调息筑基功的概念和基本练习要求。

第一节 概 述

调息筑基功是以肢体运动和呼吸密切相结合的运动导引调息法为主,配合站桩调息和意念导引调息组成的一套功法。

调息,即调整呼吸,为功法锻炼中"三调"之一,是内功修炼的入门方法。练习运动调息时,不仅动作要松、柔、圆、展,而且神态要轻松自如,蓄意要深厚雄浑,力量要稳、准、虚、灵;上动下自随,下动上自领,上下动中间引,中间动上下合,内外相连,前后左右相应,使四肢百骸,一处动全身皆动,并在整个运动过程中自始至终保持动作的虚、灵、挺拔、轻松匀整,以达到舒适得力为原则。练站桩调息时,浑身大小关节都是形曲力直,内外放松,身躯挺拔,浑身轻松自如,心旷神怡,好像沐浴在大自然之中;行功时,心息相依,神松意紧,肌肉合力,骨中藏棱,神犹雾豹,气若腾蛟;有撞之不开,冲之不散,湛然寂然,稳如山岳之势。练意念时,要神不外溢,凝神定意,默对长空;内要清虚空洞,外要中正圆合,同时要心情舒畅,洗涤一切杂念,扫除一切情缘,寂静调引,内外温养;意在整体和内部,以心行意,以意行气,历久不懈,心气中和,神清气沉。

调息筑基功将身心锻炼与休息养生统一起来,是促使身心协调发展的有效手段,既能使大脑得到充分的休息,又能使肢体得到适当的锻炼,即"动中求静,静中生动"。这种运动能调节神经系统的功能,使全身协调一致;能改善血液循环功能,促进消化系统功能,加强吸收和排泄作用。此外,对增强体内的新陈代谢、免疫功能也有一定的作用。

通过练习调息筑基功,一是可以调和自身气血,达到精、气、神的高度统一,为推拿临床技能施用打下扎实基础。二是体会"三调"技术的练习要领,学习调身、调息、调心的综合应用方法,掌握临床和社区应用该功的基本环节。三是通过手掌部的意守训练,可以让精气容易聚集于掌指部,使局部气血运行旺盛,加深内热功力,促进掌按法、振法等手法内功发挥。

一、调息筑基功练习的基本要求

(1) 在调息行功时,练功者必须自始至终保持天人合一的意相观,视自身为小宇宙,并与自然界大宇宙相融,激发并使整个机体充满新的活力,使身体内外平衡。

(2) 调息行功时,必须做到动中有定,定中有动,动定结合;由外运行于内,而内导引之;由内导引于外,而外运行之;使心不外用,神不外驰,意有所注,气有所归,才能调匀气息,调和血脉,使皮肤细腻,筋骨强壮,精神健旺,灵性涵养。

(3) 调息行功时,要心息相依,呼吸全任自然,无丝毫滞塞勉强之意,逐步将呼吸调得深长、匀细、静实。即在练功时,息之意想路径宜深,时间宜长,吸气时需缓缓收腹,凝神丹田,呼气时缓缓放松小腹,自觉气向腹周扩散充盈,略有膨胀感,历久不懈,神气鼓荡;呼吸时宜内视丹田,缓纳细吐,持腹暖不寒,气润不燥,不拘不忽,缓缓调之,引短令长,使耗散的元气得以逐步聚集充实,而集于丹田蕴养;息之姿势宜静,闭口敛鼻,缓静细匀,对镜呵气不留湿痕,羽毛近鼻不见微动,久久调之,心息相依,气息绵绵,内气旺盛,丹田充盈。行功日久,心气中和,神清气沉,自觉上体虚灵,下体充实,微微绵绵,有息如无,所谓"虚其心,实其腹"。

传统功理认为,守窍调息如达此景,则心肾相交,阴阳自然调和,先天元气蒸发,一吸气从脐入,一呼气从脐出,古人谓之"胎息"。至此每一息相,自觉氤氲腾降,虽停闭口鼻,元气仍自然出入,且入无积聚,出无分散,体相松舒,豁然清静,全身有酥软美快之感。此时于恍惚杳冥之中,觉丹田内动,这种气动神知之机,便是精气的真机,继续用意烹练,引精气过谷道,由尾闾关而上,经夹脊关、玉枕关,逐步上升于大脑泥丸宫内,恍觉一股清灵之气直冲祖窍,耳目倏觉大放光明,迥不同于平时。然后引气由上丹田经脸面通鹊桥下咽喉,透前心经中丹田绛宫,而复归于下丹田气穴,着意蕴养,使真气自然壮大成长。"胎息"发动之后,元气与呼吸相合相化,一呼元气入丹田,一吸元气入脑海,一呼一吸形成了任、督两脉循环,称"小周天",是谓"练精化气"之功;一个呼吸一个循环,周流不息,元气直达四肢百骸,周身关窍,一身上下,气机流畅,骨节疏通,无微不至,无孔不入,凡有疾病不适之处,均经元气疏通修补,而逐步恢复健康,如此气运周身,循行不息,称"大周天",是谓"练气化神"之功。至此,为进一步修炼达"练神还虚"高层次的特殊境界打下了坚实基础。

二、调息筑基功的主要内容

1. 调息定神法 由童子拜佛、大鹏展翅、龙虎升降三组动作组成。
2. 采吸法 由地龙起伏、两手托天、推山入海三组动作组成。
3. 灌气法 由瓶气沐体、倒卷珠帘两组动作组成。
4. 和带脉法 由青龙回首、大蟒翻身两组动作组成。
5. 收功法 由抱气归元、三元桩、丹田内转三组动作组成。

全套功法要求一招一式地练习,熟练后,再分部练习,最后整套贯串练习。整套练习时,要做到动静结合,动作连绵不断、松柔圆展。

第二节　调息定神法

一、童子拜佛

[练习方法]

(1) 预备式。两脚并拢,身体舒松,平身正立,两手臂自然下垂,手指向下,掌心向内,轻附于两大腿外侧,两目垂帘内视,澄心匀息,站定片刻。

(2) 随吸气,两手旋臂使掌心向上,在体侧展臂徐徐向上抬举至肩平。两手向前向上划弧徐徐合拢,掌心相对,略高前额,目视双掌。

(3) 随呼气,两手徐徐下降至胸前,合十并拢,目视中指。凝神站桩调息。

(4) 随吸气,抬肘转臂,使指尖转朝身,拇指向下,双手徐徐向前上推举,双掌边推边分,使掌心向上,掌背朝头顶,中指相对贴住,两肘微屈。

(5) 随呼气,两手向两侧徐徐划弧分开,向下降落至两大腿侧,还原成预备式。

(6) 动作(2)、(3)、(4)、(5)反复做9次,然后两手合掌停于胸前,目视中指,站桩调息。

(7) 两掌落下,身体复原成预备式。

[动作要领]

(1) 顶悬颈直,胸舒腹松,两臂要松肩垂肘,下肢要髋膝放松微屈。

(2) 两臂上抬时,上臂肩腋部先外展再带动前臂转动而起,随吸气掌上托;两臂下垂时,肩先松,再垂肘带动两掌随呼气下按。

(3) 两臂运动要松展柔匀,动作要连绵不断。

(4) 吸气时要顶劲上领,腹微内收;呼气时松胸松腹,腹微隆起。

(5) 动作与呼吸配合协调熟练之后,吸气时意引真气经会阴沿身体中线缓缓上升至头顶百会,呼气时意引真气从百会沿身体中线缓缓下降至会阴,再分向两腿下沉至脚底涌泉。

(6) 站桩调息时,意注中丹田,引真气聚结于此。时间长短自行安排,以3~10分钟为佳。

[应用] 本势是效仿童子向佛祖行双手合十礼的动作,要求习练者诚意正心、精神内守。本动作着重锻炼肩背部、上臂部、腕部、掌指部的肌肉,能提高掌按法、指按揉法、推法等推拿手法技能,也可作为肩关节周围炎、颈椎病、腰肌劳损等的康复体疗方法。

二、大鹏展翅

[练习方法]

(1) 预备式同前。

(2) 随吸气,两臂在体侧外展徐徐向上抬起至肩平,掌心向下。

(3) 随呼气,两臂向前划弧屈肘环抱至胸前,十指相对,下按至少腹耻骨前。两目垂帘内视,两肘微屈。

(4) 动作(2)、(3)反复做9次,然后两手按在少腹耻骨前,两目垂帘内视,十指相对,两肘微屈,站桩凝神调息。

（5）两掌放下，身体复原成预备式。

[动作要领]

（1）两臂上抬时，肩腋部先下松外展，再带动前臂徐徐上抬，随吸气掌心极力开张；两臂向前环抱时，先松肩垂肘，后屈肘合胸，随呼气掌心微收含空放松徐徐下按。

（2）动作与呼吸配合协调熟练之后，吸气时，意引真气从背阳上升至顶；呼气时，意引真气从顶经喉沿腹阴下降至下丹田。

（3）站桩调息时，呼吸要柔、缓、匀、细、实，意在下丹田，引真气聚结于此。时间长短自行安排，以3～10分钟为佳。

[应用] 本势是模仿大鹏在空中展翅翱翔的动作，本动作着重锻炼颈肩部、胸部、腕部、腰腹部的肌肉，能提高掌按法、拔伸法等推拿手法技能，也可作为颈椎病、肩关节周围炎、咳嗽、哮喘、冠心病等的康复体疗方法。本动作亦具有温阳纳气、调和营卫的作用，可作为呼吸和循环系统慢性疾病的康复体疗方法。

三、龙虎升降

[练习方法]

（1）预备式。两脚并拢，身体舒松，平身正立，两臂下垂在裆前，前臂内旋，拇指向内，十指向下，手背相对贴住，两目垂帘内视。

（2）随吸气，两手沿腹部中线徐徐向上提起，至齐胸高，掌背分开，十指相对，掌心向下。

（3）随呼气，两掌沿腹部中线徐徐下按至耻骨前，再松腕下垂，手背相对贴住。

（4）动作（2）、（3）反复做9次。然后两手按在少腹耻骨前，两目垂帘内视，十指相对，两肘微屈，站桩凝神调息。

（5）两掌放下，身体复原。

[动作要领]

（1）虚领顶劲，舒胸拔背，髋膝放松，重心下沉；两臂要松肩，肘微屈。

（2）两臂上抬时，先将肩微上耸外展，带动肘上抬外展屈肘下沉，前臂平胸，十指相对，掌心向下。

（3）两掌下按时，先松肩再垂肘，带动掌下按。

（4）两臂提按时要松、柔、匀，动作要连绵不断。

（5）吸气时，顶劲上领，腹内收，意引肾气上提；呼气时，松胸松腹，腹隆起，意引心火下降，行功日久，可达心肾相交。

（6）站桩调息时，两目垂帘内视，呼吸要柔缓、匀细、静实，意注下丹田，意引真气聚结于此。时间长短自行安排，以3～10分钟为佳。

[应用] 本势着重于锻炼肩部、上臂部、前臂部、腰腹部的肌肉，能提高掌按法、肘点按法等推拿手法技能，也可作为肩关节周围炎、肱骨外上髁炎、腰背肌筋膜炎等的康复体疗方法。本动作亦具有调理中焦、交通心肾、宁神定智的作用，可作为消化系统慢性疾病、心肾不交所致的失眠多梦等的康复体疗方法。

第三节 采 吸 法

一、地龙起伏

[练习方法]

(1) 预备式。立身中正,两足平行分开比肩略宽,松髋屈膝呈半蹲式高马步;两臂肘微屈,手指向前,掌心含空向下,平按髋前两侧,面目垂帘内视,静站片刻。

(2) 随吸气,两手屈肘沿体侧胸胁徐徐上提至齐胸高。

(3) 随呼气,两掌徐徐下按至髋旁,还原成预备式。

(4) 动作(2)、(3)反复做9次。然后两掌平按在髋旁两侧,两目垂帘内视,站桩凝神调息。

(5) 两掌放下,身体复原。

[动作要领]

(1) 虚领顶劲,舒胸拔背,两足平踏地面,两臂松肩沉肘。

(2) 两手上提时,上臂不动,掌心极力开张;下按时,掌心微收内含放松。

(3) 吸气时顶劲上领,足十趾轻扣地面,使足心含空,敛臀提肛吸腹;呼气时舒胸松腹,松臀松肛,足趾放松,腹微隆起。

(4) 两掌提按要松柔匀缓,连绵不断。

(5) 动作与呼吸配合协调熟练后,吸气时意采引地阴之气,从脚底上提,经两腿中心至会阴,过尾闾到命门;呼气时意引真气由命门入丹田,经会阴分向两腿下达脚底涌泉。

(6) 站桩调息时,呼吸要柔缓、匀细、静实,意注会阴,引真气聚结于此。时间长短自行安排,以3~10分钟为宜。

[应用]"凡人之息以喉,真人之息以踵"。本势具有强基固本、静心宁神、安神定志、调和阴阳的作用,对腰腹部、下肢的肌肉有明显的锻炼作用,也可作为高血压、腰椎间盘突出症、退行性膝关节炎、下肢痿证、痹证、神经衰弱、失眠健忘、心悸等的康复体疗方法。

二、两手托天

[练习方法]

(1) 预备式。立身中正,两足平行开立比肩略宽,松髋,膝微屈,两臂上举过头,十指相对,手背护顶,掌心空含向上,如托天之势。

(2) 随吸气,两臂松肩屈肘,徐徐下沉至两耳侧,转之手指向后,手心仍向上。

(3) 随呼气,两手徐徐向上推举成预备式。

(4) 动作(2)、(3)反复做9次,两手徐徐向上推举成预备式,站桩凝神调息。

(5) 两掌放下,身体复原。

[动作要领]

(1) 虚领顶劲,舒胸拔背,两足平踏地面,上举手臂要两肘微屈,两肩松。

（2）两臂下沉时，先松肩，再屈肘转臂下松；两手向上推举时，松髋下沉。

（3）两臂屈伸运动要松柔匀展，连绵不断。

（4）吸气时顶劲上领，敛臀提肛收腹；呼气时舒胸松腹，松臀松肛，腹微隆起。

（5）动作与呼吸配合协调熟练之后，吸气时，意采引天阳之气从两手心劳宫穴吸入沿前臂至曲池、肩井到大椎，透前心入中宫下达丹田；呼气时，意引丹田之气上升至肩分向两臂到掌心劳宫向外透出。

（6）站桩调息时，呼吸要柔缓、匀细、静实，意注头顶百会，采引天阳之气从百会直透中宫入丹田。时间长短自行安排，以3～20分钟为佳。

［应用］本势能通调三焦气机，使阴阳之气调和，并培育元气。调息凝神，意注百会，具有引气血上达脑髓的作用，可作为气血不足所致的失眠、眩晕、耳鸣、脾胃功能虚弱、肩周炎等的康复体疗方法。

三、推山入海

（一）采吸身体两侧之气

［练习方法］

（1）预备式。两臂在体侧平举呈一字展开，肘微屈，竖腕，十指放松自然分开，指尖向上，掌心含空向外。

（2）随吸气，两臂屈肘徐徐收到两肩旁。

（3）随呼气，两手向两侧徐徐平推展开，还原成预备式。

（4）动作（2）、（3）反复做9次，然后两手平展，掌心向外，站桩凝神调息。

（5）两掌放下，身体复原。

［动作要领］

（1）虚领顶劲，舒胸拔背，两足平踏地面，平展两臂要松肩沉肘，腕齐肩平，两肘圆。

（2）两臂屈肘内收时，由胸胁内收下沉带动两肩下松，屈肘收掌，掌心微收含空；两臂推展时，由身躯向四周扩张，两臂向外展推，掌心极力开张。

（3）两臂屈伸时要松柔匀展，动作要缓慢，连绵不断。

（4）吸气时顶劲上领，敛臀提肛吸腹；呼气时舒胸松腹，松臀松肛，腹微隆起。

（5）动作与呼吸配合协调熟练后，吸气时，意采引身体两侧之清气经手心劳宫穴，经曲池到肩井至两胸胁透入中宫，向脊柱结聚，下达丹田；呼气时，意引真气以脊柱为中心向身体四周扩散，经肩沿两臂至手心劳宫向外透出。

（6）站桩调息时，呼吸要柔缓、匀细、静实，意注脊柱，使真气结聚于此。时间长短自行安排，以3～10分钟为宜。

［应用］本势能通调督脉、手三阴、手三阳经脉的经气，并激发督脉及上肢经气，可作为肩背部肌筋膜炎、肩关节周围炎、网球肘、腕管综合征等疾病及脏腑功能失调疾病的康复体疗方法。

（二）采吸身体前面之气

［练习方法］

（1）预备式。立身中正，两足平行分开比肩略宽，两臂平伸体前，与肩同宽，腕齐肩平，竖掌，十指放松自然分开，指尖向上，掌心含空向前。

（2）随吸气，两掌屈肘竖掌徐徐收到胸前，掌心仍向前。

（3）随呼气，两掌徐徐向前推伸，还原成预备式。

（4）动作（2）、（3）反复做9次，然后两臂平伸体前，掌心向前，站桩凝神调息。

（5）两掌放下，身体复原。

［动作要领］

（1）虚领顶劲，舒胸拔背，双足平踏地面、髋膝微屈放松，前伸两臂要松肩垂肘，两肘圆。

（2）收掌时含胸，胸肌放松下沉带动两肩下松屈肘收掌，掌心内吸含空，双掌向前推伸时，身微下沉，掌心极力开张突出，尽量推足。

（3）两臂屈伸运动要自然，与身躯形成前后对拔之劲，动作要松柔匀展，连绵不断。

（4）吸气时顶劲上领，敛臀提肛，含胸收腹；呼气时舒胸松腹，松臀松肛，腹微隆起。

（5）动作与呼吸配合协调熟练之后，吸气时意采引身前之清气由掌心劳宫吸入，沿臂经曲池、肩井透入胸部中宫，下达丹田；呼气时意引真气由丹田上达两肩沿手臂达掌心劳宫向外透出。

（6）站桩调息时，呼吸要柔缓、匀细、静实，意注下丹田，意采身前清气由两劳宫穴纳入，经臂至丹田，同时意引体内真气结聚于此。时间长短自行安排，以3～20分钟为宜。

［应用］本势气聚丹田，贯注前臂，可锻炼胸大肌、肱二头肌、肱三头肌等。意注下丹田，采吸身前之清气，可作为呼吸系统、消化系统、循环系统疾病的康复体疗方法。

（三）采吸身体后面之气

［练习方法］

（1）预备式。立身中正，两足平行分开比肩略宽，髋膝微屈放松，两臂下垂置于身体两侧，肘微屈、腕平、指尖向下自然分开，掌心向后。

（2）随吸气，两臂微前摆，腕微屈前伸，掌心斜向后上。

（3）随呼气，两臂微后摆，腕伸平，还原成预备式。

（4）动作（2）、（3）反复做9次，然后两臂下垂，掌心向后，站桩凝神调息。

（5）两掌放下，身体复原。

［动作要领］

（1）虚领顶劲，舒胸拔背，两足平踏地面，下垂两臂的上臂肩腋部展开，肩松、肘屈臂弯，前臂垂直地面。

（2）两臂前摆吸气时，顶劲上领，含胸收腹，腰背命门向后突出，掌心含空；后摆呼气时，舒胸松腹，身微前挺下沉，掌心开张。

（3）两臂摆动要自然，动作要松柔缓匀，连绵不断。

（4）动作与呼吸配合协调熟练后，吸气时意采引身后之清气经两掌心劳宫穴纳入，沿臂至肩经大椎透入脊柱下达命门，纳入丹田；呼气时意引真气由丹田上升至肩经两臂达掌心劳宫向外透出。

（5）站桩调息时，意注命门，将身后清气由命门纳入，使全身真气结聚于此。站桩时间长短自行安排，以3～10分钟为宜。

［应用］本势气聚命门，贯注脊柱，可锻炼前臂和脊柱旁的肌肉。意注命门，采吸身后清气，可作为肾气虚弱病证及生殖系统疾病的康复体疗方法。

第四节　灌气法

一、倒卷珠帘

[练习方法]

(1) 预备式。立身中正,两足平行分开比肩略宽,松髋松膝,前臂平伸,与肩同宽,手同肩平,肘微屈,掌心含空向上,两目平视,静立调息片刻。

(2) 随吸气,两手徐徐屈肘抬起,掌心对向上丹田(印堂穴),然后合肘转臂,掌背相贴,掌指向内。

(3) 随呼气,两手拧指翻腕,掌指向下,徐徐下插至小腹前。两臂内旋拧转分开,掌心向上徐徐托起,还原成预备式。

(4) 动作(2)、(3)反复做9次,还原成预备式,站桩凝神调息。

(5) 两掌放下,身体复原。

[动作要领]

(1) 虚领顶劲,舒胸拔背,两足平踏地面,两臂要松肩沉肘,臂松弛,两肘微屈。

(2) 两臂上抬时,先含胸松肩沉肘,再屈肘将前臂上抬,两掌下插时,掌背相合,拇指贴身,身微前倾。

(3) 两臂上托下插运动要松弛自然,动作要松柔缓匀,连绵不断。

(4) 动作与呼吸配合协调熟练后,两掌上托吸气时,意将内气引至尾闾,沿脊柱上提至百会,同时将两掌所托之清气引向上丹田灌入,内外相合,意气合一;两臂下插呼气时,意引气从上丹田透入脑海,经脊柱缓慢地沿大腿内侧下行到达两足尖。

(5) 站桩调息时,意注上丹田,呼吸要柔缓、匀细、静实,两掌上托意接天根,采吸天阳之气,向体内渗透,宁固丹田。时间长短自行安排,以3～20分钟为宜。

[应用] 本势通调三焦,意注上丹田,采吸天阳之气,宁固丹田,引气归元,达到宽胸理气、疏肝解郁的作用,可作为支气管哮喘、功能性消化不良、便秘、失眠、胸胁胀痛、胸闷咳喘、月经不调、脊柱相关疾病的康复体疗方法。

二、瓶气沐体

[练习方法]

(1) 预备式。平身正立,两足平行分开比肩略宽,两臂自然下垂,掌心向里,轻附于两腿旁。

(2) 随吸气,两手旋臂转掌,掌心向上,如托物状从体侧徐徐划弧上举至头顶上,掌心相对。

(3) 随呼气,两掌转至掌心向下,十指相对,对照百会,徐徐下按,边按边转至掌心朝里,经额、脸面、咽喉,过胸腹,下按到耻骨前,转至掌心向下,分向两大腿侧,自然下垂还原成预备式。

(4) 动作(2)、(3)反复做9次,还原成预备式,站桩凝神调息。

(5) 两掌放下,身体复原。

[动作要领]

(1) 虚领顶劲,舒胸拔背,两足平踏地面,髋膝微屈放松,下垂两臂要松弛,全身要自然、舒适。

(2) 两掌上托时顶劲上领,下按时先松肩沉肘带动双掌下按。

(3) 上托下按运动时要松柔匀缓,连绵不断。

(4) 动作熟练后,意引两掌上托之清气化为一股清凉晶莹的甘露,从顶门百会灌入,直透中宫下达会阴,再分两股沿腿下达足心涌泉;意想甘露所到之处,将体内一切污浊之气彻底干净地从全身毛孔中排除出去,然后再意想下降之甘露从足尖回升,归至丹田蕴养。

(5) 站桩时,意注下丹田,时间长短自定,以 3～10 分钟为佳。

[应用] 本势上托下按,意念清气经百会至中宫、会阴,最后至涌泉,使经过额、面、咽喉、胸腹的脾经、胃经、肾经经气得到疏通,可改善面部血液循环,使津液上达咽喉,脾胃功能得到调理,肾气得以固守。具有提神醒脑、升清降浊、排毒的作用,可作为胃痛、便秘及生殖系统疾病的康复体疗方法。

第五节　和带脉法

一、青龙回首

[练习方法]

(1) 预备式。平身正立,两足平行分开比肩略宽,两臂十字交叉在胸前,右手在内,左手在外,两掌心均朝内。

(2) 随吸气,向左拧腰转髋,面转向左后,左臂随势缓缓上举过顶,右手合在胸前;随呼气,左手往身后展臂下按,高齐肩,右手下按至少腹前。

(3) 身向右拧转至平身正立,带动两臂交叉合在胸前,右手在外,掌心朝内。

(4) 随吸气,身向右后拧转,脸向右后,同时右臂缓缓上举过顶,左手合在胸前;随呼气,右手往身后展臂下按,高齐肩平,左手下按在少腹前。

(5) 身向左拧转至平身正立,带动两臂交叉合在胸前,还原成预备式。

(6) 动作(2)、(3)、(4)、(5)反复做 9 次,还原成预备式,站桩凝神调息。

(7) 两掌放下,身体还原。

[动作要领]

(1) 虚领顶劲,舒胸拔背,两足平踏地面,髋膝放松,交叉两臂要松肩沉肘,掌心朝内,指竖而松。

(2) 臂上举时尽量举足,下按时松肩沉肘带动掌下按,动作要舒展柔匀,连绵不断。

(3) 吸气时顶劲上领,腹微内收;呼气时舒胸松腹,腹微隆起。

(4) 动作与呼吸配合协调熟练之后,拧腰上举吸气时,意引丹田气,以脐为中心划圈为轴,上顶喉头;呼气下按时,意引上行之气下达会阴。

(5) 左右拧转时,意引真气沿腰围带脉运行。

(6) 练习时间长短自定,以 3～10 分钟为佳。

　　[应用]本势是和带脉法的起始动作,具有调和带脉气血、固精蓄气的作用,可消除腹满、腰腹拘急疼痛。能锻炼三角肌、背阔肌、斜方肌、臀中肌、腹内外斜肌,腹横肌等,增加上背部以及核心肌肉耐力,拧腰转髋时能充分锻炼臀大肌、股四头肌等,增加腰椎的活动度,可作为腰肌劳损、腰椎间盘突出症等的康复体疗方法。

二、大蟒翻身

[练习方法]

　　(1)预备式。平身正立,两足平行分开比肩略宽,松髋屈膝,略下蹲,两臂屈肘,掌指向前,平按腹前。

　　(2)两足不动,拧腰转髋,身体向左后拧转,两手随转身平磨向后。随吸气,仰身,两臂上举过头;随呼气,身体翻转向右后,两手随势下按。

　　(3)身体向左拧转还原成预备式。

　　(4)两足不动,拧腰转髋,身体向右后拧转,两手随转身平磨向后。随吸气,仰身,两臂上举过头;随呼气,身体翻转向左后,两手随势下按。

　　(5)身体向右拧转还原成预备式。

　　(6)动作(2)、(3)、(4)、(5)反复做9次,还原成预备式,站桩凝神调息。

　　(7)两掌放下,身体还原。

[动作要领]

　　(1)虚领顶劲,舒胸拔背,两足平踏地面,平按两掌要松肩垂肘,掌心含空,两目内视,澄心匀息。

　　(2)拧腰转腕要尽量拧足,仰身翻转时要自然柔和,量力而行。

　　(3)仰身吸气时腹微内收;翻身按掌呼气时要松胸松腹塌腰,腹微隆起。

　　(4)动作与呼吸配合协调熟练后,意引气以丹田为中心划圈为轴,上顶喉头,下达会阴,呈一圆柱体上下运转。

　　(5)站桩调息时,呼吸要柔和、匀缓、静实,以意引气沿腰围带脉运行。

　　(6)练习时间长短自定,以3~10分钟为佳。

　　[应用]本势是和带脉法结束动作,主要作用是加强带脉固束诸经功能和维护肾气。可以锻炼腰腹部肌群,如腰方肌、竖脊肌、腹直肌、腹内外斜肌、腹横肌,增强腰椎稳定性。而仰身吸气能增大胸腔容积,提高心肺组织供氧量,调节肺功能,增加肺活量。同时,能改善脊柱活动度,达到舒筋健骨、强腰壮肾的目的。

第六节　收 功 法

一、丹田内转

[练习方法]

　　(1)预备式。平身正立,两足平行分开比肩略宽,两手肘微屈平按于两髋前。

（2）随吸气,两手在身前一起向左向上划弧抬起至齐胸高。

（3）随呼气,两手由胸向右向下划弧下按至两髋前。(呼气,向右向下,下按至髋)

（4）随吸气,两手在身前一起向右向上划弧抬起至齐胸高。

（5）随呼气,两手由胸向左向下划弧下按至两髋前。

（6）动作(2)、(3)、(4)、(5)反复做 9 次,还原成预备式,站桩凝神调息。

（7）两掌放下,身体还原。

［动作要领］

（1）虚领顶劲,舒胸拔背,两足平踏地面,松髋屈膝略下蹲,两臂要松肩沉肘,两肘圆,按掌要指松,掌心含空。

（2）两手划圈运动要以脐为中心在身前划圈,动作要松柔匀圆,连绵不断。

（3）吸气时顶劲上领,带动前臂屈肘划弧上抬,腹微内收;呼气时松胸松腹,松肩沉肘带动两手下按,腹微隆起。

（4）动作与呼吸配合协调熟练后,由左上提吸时,意引气从左足心上提沿左腿至会阴到丹田;向右下按呼时,意引气由丹田经会阴沿右腿下行至右足心涌泉入地,再引到左足涌泉上提,如环无端反复运行,右上反之。

（5）站桩调息时,意注下丹田,意引内气由丹田下行至会阴经尾闾上升至命门,透入丹田,三点如环无端,反复运行。

（6）练习时间长短自定,以 3～10 分钟为佳。

［应用］本势是收功法的起始动作,通过双手于身前划圈配合呼吸,可锻炼腹横肌、膈肌、腹内外斜肌、盆底肌;能够促进周身气血的运行,改善循环系统、生殖系统的功能。同时,由于腹腔的鼓荡旋转,能够促进内脏器官的运动,对内脏器官具有良好的按摩作用,能加强肝、胆、脾、胃、肾、大小肠等器官的功能。

二、抱气归元

［练习方法］

（1）预备式。平身正立,两足平行分开比肩略宽,两臂自然下垂,掌心向内,手指朝下,轻附两大腿旁,澄心匀息,静立调息片刻。

（2）随吸气,两手心相对,划弧在体前徐徐环抱抬起至齐肩高;随呼气,两手翻掌下按至少腹前。

（3）转臂翻掌,手心相对,随吸气,两臂在腹前徐徐抬起至齐肩高;随呼气,两手转至掌心朝下,徐徐下按至少腹前。

（4）动作(2)、(3)反复做 9 次,还原成预备式,站桩凝神调息。

（5）两掌放下,身体还原。

［动作要领］

（1）虚领顶劲,舒胸拔背,两足平踏地面,松髋松膝,下垂两臂要松弛,两目垂帘内视。

（2）两臂上抬时,先将肩、肘松沉,再抬前臂向前上环抱,两肘圆;两手下按时,先肩松沉,再肘松沉,然后带动两掌下按。

（3）两臂上抬下按运动要松柔匀缓,连绵不断。

（4）吸气时顶劲上领,腹微内收;呼气时松胸松腹,横膈下沉,腹微隆起。

（5）动作与呼吸配合协调熟练后，吸气时意引元气从身体各部向丹田聚集凝结，呼气时意引元气自脐下丹田向全身各部扩散充盈。

（6）练习时间长短自定，以 3～10 分钟为佳。

［应用］本势是收功法连续的动作，能有效调整呼吸模式，激活膈肌、多裂肌、腹横肌等，增加腹压，提高脊柱稳定性。吸气时能引元气从身体各部向丹田聚集凝结，呼气时引元气自脐下丹田向全身各部扩散充盈。进而使气聚丹田，精固不泄，元气充融。

三、三元桩

［练习方法］

（1）预备式。平身正立，两足平行分开比肩略宽，髋膝微屈略下蹲。两臂在体前环抱抬起齐胸高，掌心向内，十指自然分开如抱球状。

（2）两目视掌或垂帘内视，澄心匀息，静立凝神站桩调息。

（3）两手放下，身体还原。

［动作要领］

（1）虚领顶劲，舒胸拔背，两足平踏地面，松髋松膝，裆胯开圆。

（2）环抱两臂要松肩沉肘，两肘圆，十指相对，掌心对向中丹田。

（3）站桩时以意引气聚结于丹田，然后以脐为中心，引气从左到右、从小到大转 36 圈，再从右到左、从大到小转 36 圈，领气化为一点，潜入脐下丹田，固守九息，即行停功。

（4）练习时间长短自定，以 3～10 分钟为佳。

［应用］本势是收功法的结束动作，能有效提高心肺组织供氧供血量，对循环、呼吸系统具有明显的调节作用。此外，还可以全面调节神经、运动系统，通过对全身肌肉和姿势的微小调整，促使肩关节、肘关节、腕关节和髋关节、膝关节、踝关节保持协调，可作为关节病和脊柱病的康复体疗方法。

第六章 推 手

导学

本章介绍了推手的定义、种类、训练要领和基本作用,从基本桩功、定步单臂推手和定步四正、定步四隅推手等方面介绍了推手的练习方法。通过学习,要求掌握无极桩、三体提插式桩、三体阴阳桩的练习方法,单搭手前按粘推、单搭手手腕背相粘推、单搭手旋转削手粘推、单搭手前劈外格下插粘推、单搭手云缠手粘推和定步四正推手、定步四隅推手的练习方法;了解推手在推拿工作中的意义。

第一节 概 述

推手,即太极拳推手、太极推手,亦可称为"打手""揉手""搋手",是两人徒手粘连相搭互相缠绕伸缩做圆形屈伸粘随的传统功法运动。自太极拳问世以来,借鉴其他武术的对练方式,逐渐形成太极推手,并成为太极拳基本训练功法之一,其延续至今,是我国太极拳中独有的一种专项练习方法。

推手的方法有各种形式,通常分为定步推手和活步推手。定步推手注重两人双手、双脚形成阴阳形状旋转——形成一个圆,在圆的运动中体会力的转换,同时演练拳架的招式;活步推手是在前者基础上,加强训练肢体灵敏度和稳定性。常见的推手方式有单搭手定步粘推、单搭手进退步粘推、双搭手定步四正粘推(即掤、捋、挤、按四法)、双搭手进退步四正粘推、四隅粘推(即采、挒、肘、靠四法)等,还有不受拘束的活步粘椎(又称烂踩花)等。

在推拿临床工作中,推拿工作者从太极推手中汲取了关节松动、力量控制、步态身法等有利于手法技能操作的训练内容,不断改造总结,形成了适合中医推拿手法技能训练和临床关节类疾病功能康复的推手训练技术方法。

在推拿医生练习的推手中,主要练习运用掤、捋、挤、按四种技法,并运用四种劲力破坏对手的平衡,在双方推手时,要随时去寻找并攻击对方的漏洞;同时,要有将对方罩住的意识,尤其是四正、四隅推手,其形如两张网,一张网罩住对手,达到控制对手的目的;另一张网,罩住自己达到让对方攻不进来的目的,最终达到维护自己平衡,破坏对方平衡,这种劲力的改变训练可以大幅度提高医生的体力和耐力,更好地为临床服务。

本篇主要讲述定步推手,介绍单搭手前按粘推、单搭手手腕背相粘推、单搭手旋转削手粘推、单搭手前劈外格下插粘推、单搭手云缠手粘推和定步四正推手、定步四隅推手。

一、推手的训练要领

（一）身法

（1）预备时，立身中正、不偏不倚。要求头顶百会穴与裆内会阴穴保持在一条垂直线上，做到虚领顶劲，舒胸拔背，沉肩垂肘，塌腰松髋，尾闾中正，脊柱要节节松沉，尤忌前俯后仰、左歪右斜。

（2）推手时，必须保持中定身法，上下相合，腰部不可软塌，身体不可前后左右摇摆，命门穴要有微往后撑之意。如此，则身体形成上下前后左右平和之势，不致因惯性而过于前后倾倒或左右摇摆。

（二）步法

推手训练时，步法为前后弓步站立，前弓后坐必须到位，转换要分虚实，即前推时，前弓腿为实，后伸腿为虚；后捋时，前腿伸直为虚，后腿屈曲为实；步法应与手法相呼应，做到手与足合，肘与膝合，肩与胯合，步随身动，务求上下相随，使手足有相吸相系之意；上动下自随，下动上自跟，使身法完整不乱。

（三）推法

初学推手时，必须从松静、轻柔入手，缠绕粘随的圈子要舒展宽大，力求逐渐做到圆满柔顺，无凹凸、缺陷、断续和顶抗等。

训练时，脊柱宜松沉，下盘要稳固，尽量放开身手互相推逼，被逼者只许扩大"坐身"的式子（即前脚虚步、后腿屈膝作坐势），以容纳对方的推逼，然后顺势化开，不许用力抵抗和用劲拨开，动作宜慢不宜快，快则处处容易滑过，慢则处处能体现虚实变化和身体各部位旋转、移动的协调配合。

被逼者被逼到实在无法化开时，可允许顺势退步，但即使退步，总以退到恰到好处、不与对方离开为度，训练日久，能使下盘稳固，坐身深而稳健，动作圆满灵活，逐渐会使手臂由紧张而渐趋松沉、松柔、松空，形成似松非松、柔中寓刚的周身一体的内劲。

运动时，两肩要松柔圆活而下沉，肘关节下垂，用意要专注，前手去而后手跟，一手回而另一手随，做到上动而下随，下动而上跟，进攻化解始终要手臂松柔，用意不用力，不以胜负为念，不妄用拙力，锻炼日久，自能周身合一。

（四）意念与眼神

推手训练时，神态始终要松静自然，用意指挥动作，处处能意在行先，得机得势，发劲正确和意远劲长。推手时，以手动为主，眼随手动，手到哪，目视哪，目光宜应与以内劲方向一致，劲已出，目光仍前视，劲断意不断。眼神须兼顾对方全身，如灵猫捕鼠，一发即中。

（五）呼吸

推手训练时，手上提时为吸，下落时为呼；内收时为吸，外推时为呼。吸为提、为合、为虚、为蓄劲，呼为开、为放、为实、为发劲。吸提时气沉小腹，呼放时部分气呼出，部分气下沉于小腹，移行于脐。呼气时半吐半沉，气有余不尽，滔滔不绝。功夫纯粹者，能吸蓄得足，呼发得透。吸提时蓄得足，呼放时才能发得透。

（六）听劲

推手的运动特点是不丢(脱离)不顶(顶撞),以静待动,以柔克刚,与打太极拳的要领是一致的。推手中的"静"不是静止,而是精神集中,仔细观察、感觉,尤其是通过身体触觉,准确判断对方力量的大小、方向、部位,以便及时做出反应,这称为"听劲"。太极推手要求知己知人,后发先至,一切从客观实际出发,急则急应,缓则缓随,审时度势,因势利导,其基础全在于"听劲"技巧。

推手中的"柔"也不是消极躲避、软而无力,而是要求以巧制胜,避实就虚,用小力胜大力。如对手来势凶猛,就要走化旋转,避开锋锐,将对方引进,并使其力量分散、落空而陷于被动,再集中优势出击对方,其劲力迅猛如放箭。推手中掌握这种"先化后发""以柔克刚"的技巧,称为"懂劲"。

总之,推手训练必须从基本功入手,先单手推,后双手推。先练柔化,次学粘推,后学放劲,要由易到难,由简到繁,按部就班,循序渐进。不要急于求成,若柔化尚未圆熟,而急于求粘推,身手则易犯僵硬之病;粘推尚未纯熟,而急于求放劲,则往往控制不灵,落点不准,发劲落空而受制于人。平时训练时,要常以挤按柔化圆转为基本功,后求采挒肘靠刚烈之劲;初学划圈宜大而重实以增长体力,动作要求圆活,两臂切勿僵硬,日久宜讲究轻灵善变,体会推手中的无穷变化。故练推手者,要在基本功上下苦功,训练双方既不丢开,又不顶撞,做到粘连不脱,彼此相随,熟中求精。锻炼日久,则能圆转灵活,进退自如,变化无穷。古人曰:"懂劲之道,由粗而细,听劲之道,权其轻重远近,由尺而寸,由寸而分,由分而毫,微动皆知。"皮肤的触觉和内体感觉十分灵敏后,才能达到"由着熟而渐悟懂劲,由懂劲而阶及神明"的高级境界。

二、推手的基本作用

推手虽然是以研究技击为主的训练法,但又是男女老幼皆宜的一种强身健体的传统健身项目。日常进行推手训练,不仅能锻炼手臂、腿部的肌肉,增强上、下肢的力量,而且能锻炼胸腹部、腰背部的肌肉,增强腰背部的力量,并能充实腹部,增强内劲。久而行之,还可增强肩、肘、腕、髋、膝、踝部的灵活度,使全身灵活自如。同时,能使耐力、技巧、速度及体质全面增强。

推拿医师将推手当作日常课程进行训练,从中得到呼吸和内力的训练,能大幅度增强臂力、腕力、腰腿力和耐力,能够将周身一体的整劲练习得来,有助于提高推拿手法的灵巧性和渗透力。同时,通过呼吸与形体配合的强化练习,也在很大程度上避免了过度疲劳;对"听劲"的练习,使推拿医师的躯体感觉更为敏感,尤其医师在诊治患者时,增强了对疾病的部位与性质、患者机体紧张程度、患者对医生的手法适应性、患者的恢复程度、预后的判断等方面的感知能力,从而能更好地提高治疗效果。

第二节 | 基 本 桩 功

一、无极桩

［练习方法］

(1) 预备式。平身正立,项竖背直,两膝微屈,松髋,两足跟并拢,足尖自然分开。两臂自然下垂,掌心向内轻附于两大腿侧。

(2) 两眼平视或垂帘内视,澄心匀息,静立站桩。

(3) 身体复原。

[动作要领]

(1) 虚领顶劲,舒胸拔背,沉肩垂肘,髋膝放松下沉,两足平踏地面。

(2) 吸气时顶劲上领,腹微内收;呼气时松胸松腹,腹微隆起。

(3) 站桩时意注下丹田,时间长短自定,最好为5～10分钟。

二、三体提插式桩

[练习方法]

(1) 预备式。平身正立,项竖背直,两膝微屈,松髋,两足跟并拢,足尖自然分开。两臂自然下垂,掌心向内轻附于两大腿侧。

(2) 左足向前跨出一步,两足前后相距约70 cm,身体半蹲后坐,呈前虚后实的三体步。

(3) 两臂在身体前侧微转臂提起,前臂屈肘垂向地面,掌心向后,指尖向下。

(4) 两眼平视,澄心匀息,静立站桩。

(5) 两掌放下,身体复原。

[动作要领]

(1) 虚领顶劲,舒胸拔背,两上臂要外展而松沉,两肘微屈。

(2) 两足平踏地面,前虚之足,膝微屈前弓,后实的足屈髋屈膝半蹲,身体重心前三后七。

(3) 吸气时,顶劲上领,两臂微后摆上提,腹微内收;呼气时,松胸松腹,两臂微前摆下插,腹微隆起。

(4) 站桩时,意注下丹田,时间长短自定,最好为5～10分钟。

三、三体阴阳桩

[练习方法]

(1) 预备式。平身正立,项竖背直,两膝微屈,松髋,两足跟并拢,足尖自然分开。两臂自然下垂,掌心向内轻附于两大腿侧。

(2) 左足向前跨出一步,两足前后相距约70 cm,身体半蹲后坐,呈前虚后实的三体步。

(3) 两臂在体前徐徐屈肘抬起,左手转至掌心斜向内上,呈阴掌,右手掌指斜向上,手背向外呈阳掌;两手高齐肩平,相距约35 cm。

(4) 两目平视,澄心匀息,静立站桩。

(5) 两掌放下,身体还原。

(6) 右侧练习方法同左侧。

[动作要领]

(1) 虚领顶劲,舒胸拔背,两上臂要外展而松沉,两肘微屈。

(2) 两足平踏地面,前虚之足,膝微屈前弓,后实的足屈髋屈膝半蹲,身体重心前三后七。

(3) 站桩调息时,吸气顶劲上领,而臂微内收,腹微内收;呼气时,舒胸松腹,掌微外推,腹微隆起。

(4) 站桩时,意注下丹田,时间长短自定,最好为10～30分钟。

第三节 ｜ 单搭手基本粘推法

一、单搭手前按粘推

[练习方法]

(1) 预备式。甲、乙两人相对站立,身体各部要求自然、舒适,平身正立,距离以两人向前平伸手臂、掌心相触为宜。

(2) 双方右脚各向前迈一步,在对方脚内侧下落,两脚内侧相对,相距约一横脚宽;同时互出右手,臂稍屈,手背相对,手腕交叉相粘搭;左手屈肘,置于身后腰部命门处,手背贴身;或左手自然下垂于身体左侧,重心落于两腿之间。

(3) 甲旋至掌心向前粘住乙之手腕背,向乙左肩胸缓缓按推去;右腿随势前弓,左腿蹬直,重心略前移,乙顺其势,右手转为横掌,用掤劲将右掌缓缓向后回收,同时松髋坐腿,重心后移,变成前虚后实步,并向右拧腰,乘势将甲之右手引向右侧,使其按劲落空。

(4) 乙引空甲之右手后,随即翻掌,掌心向前,用同样方式向甲之胸肩方按去,右腿随势前弓;甲顺乙的按势,用同样方式松髋坐腿拧腰,将乙方右手掤向右侧,使其落空。

(5) 双方如动作(3)、(4)循环练习。

(6) 甲、乙两人手掌放下,收回右脚腿,身体还原成预备式。

(7) 左手练习方法同右手。

[动作要领]

(1) 相粘两臂要沉肩垂肘,肘微屈。

(2) 甲用按劲推乙方时,乙则转腰用化劲顺势化开甲的来劲,反之乙按甲化相同。

(3) 按时上体不可过于前倾,化时应缩髋转腰,重心后移,上体切勿后仰。

(4) 头部不能摇动,更不能随手变动,始终保持虚领顶劲、含胸拔背、尾闾中正的中定身法。

(5) 双方手臂要保持圆满的掤劲,屈伸相随,速度均匀,既不能松软和断劲,又不可僵硬顶抗。呼吸自然,不合屏气。

(6) 此法可分上、中、下三盘练习,上盘按面,中盘按胸,下盘按腹。

二、单搭手手腕背相粘推

[练习方法]

(1) 预备式。甲、乙两人相对站立,身体各部要求舒适、自然,平身正直,距离以两人向前平伸手臂、掌心相触为宜。

(2) 双方右脚各向前迈一步,在对方脚内侧下落,两脚内侧相距约一横脚宽,同时互伸右手,臂微屈,手背相对,手腕背横掌相粘搭;左手屈肘置于身后腰部命门处,手背贴身;或左手自然下垂体侧,重心落于两腿之间。

(3) 甲伸臂屈腕向乙左臂胸徐徐推去,右腿随势前弓,左腿蹬直,重心微前移;乙顺其势,右手用掤劲伸腕缓缓向后回收，同时松髋坐腿，重心后移，变成前虚后实步，并向右拧腰，屈肘向右平拉引化，乘势将甲之右手向右侧，使其按劲落空。

（4）乙引空甲之右手后，随即屈腕伸臂向甲之左肩胸推去，右腿随势前弓，左腿蹬直，重心前移；甲顺其势，用同样方式，向后松髋坐腿拧腰，伸臂屈肘向右平拉引化，将乙右手向右侧，使其落空。

（5）双方如动作（3）、（4）循环练习。

（6）甲、乙两人手掌放下，收回两腿，身体还原成预备式。

（7）左手练习方法同右手。

［动作要领］

（1）相粘两臂要沉肩垂肘，手腕背粘点吸定，屈伸推按、转化时不可移动。

（2）呼吸自然，不可憋气。

三、单搭手旋转削手粘推

［练习方法］

（1）预备式。甲、乙两人相对站立，身体各部要求舒适、自然，平身正直，距离以两人向前平伸手臂、掌心相触为宜。

（2）双方右脚各向前迈一步，在对方脚内侧下落，两脚内侧相对，相距约一横脚宽；同时互出右手，臂稍屈，手背相对，手腕交叉相粘搭；左手屈肘，置于身后腰部命门处，手背贴身；或左手自然下垂体侧，重心落于两腿之间。

（3）甲转臂翻掌，掌心向上，由左向右向乙头面部，缓缓弧形削去，右腿随势前弓，左腿蹬直，重心前移；乙顺其势，右手用掤劲缓缓向后上回收，同时松髋坐腿，重心后移，变成前虚后实步，并向右拧腰，乘势将甲右手向右引，使其落空。

（4）乙引空甲之右手后，随即转臂翻掌，掌心向上，伸臂向甲头面部缓缓弧形削去，右腿随势前弓，左腿蹬直，重心前移；甲顺其势，右手用掤劲缓缓向上回收，同时松髋坐腿，重心后移，变成前虚后实步，并向右拧腰，乘势将乙右手向右引，使其落空。

（5）双方如动作（3）、（4）循环练习。

（6）甲、乙两人手掌放下，收回两腿，身体还原成预备式。

（7）左手练习方法同右手。

［动作要领］

（1）相粘两臂要松肩沉肘，肘屈，两肘圆，手腕背粘点吸定不变。

（2）前削时上体不可过于前倾，坐化时应缩髋转腰，身体不可过于后仰。

（3）前削的手要松肩垂肘，用沉劲向前削。

（4）双方的手臂要保持圆满的掤劲，前削转化时，手背相粘，不可离开，屈伸相随，速度均匀，既不能松软和断劲，又不可僵硬顶抗。

（5）此法可分上、中、下三盘练习，上盘削头，中盘削肩胸，下盘削腹。

四、单搭手前劈外格下插粘推

［练习方法］

（1）预备式。甲、乙两人相对站立，身体各部要求舒适、自然，平身正直，距离以两人向前平伸手臂、掌心相触为宜。

(2) 双方右脚各向前迈一步,在对方脚内侧下落,两脚内侧相对,相距约一横脚宽;同时互出右手,臂稍屈,手背相对,手腕交叉相粘搭;左手屈肘,置于身后腰部命门处,手背贴身;或左手自然下垂体侧,重心落于两腿之间。

(3) 甲右手前伸缓缓向乙头部劈去,右腿随势前弓,左腿蹬直,重心前移;乙顺其势,右手用掤劲缓缓回收,同时松髋坐腿,重心后移,变成前虚后实步,并向右拧腰,乘势将甲右手向右外格引化,使其落空,随即按在甲右手前臂上,向甲腹部缓缓插推过去,右足随势前弓,重心前移;甲顺其势,右手缓缓回收,同时松髋坐腿,重心后移,变成前虚后实步,并向右拧腰,乘势将乙右手向右下外格引化,使其落空。

(4) 甲引空乙右手后,再提起右手向乙头部轮劈过去,乙顺其势,松髋坐腿拧腰,复将甲右手向右上外格引化,随即向甲腹部插推过去,甲顺其势,松髋坐腿拧腰,复将乙右手向右下外格引化,复再轮臂向乙头部劈去。

(5) 双方如动作(3)、(4)循环练习。

(6) 甲、乙两人手掌放下,收回两腿,身体还原成预备式。

(7) 左手练习方法同右手。

[动作要领]

(1) 前劈下插推时,身体不可过于前倾;外格坐化时应缩髋拧腰,上体不可后仰。

(2) 前劈的手要用沉劲向前劈去,下插推时亦要用沉劲向前下插推。

(3) 前劈下插推和外格引化时,手臂相粘,不可离开,屈伸相随,速度均匀,动作要连绵不断,如环无端,不可僵硬顶抗。

五、单搭手云缠手粘推

[练习方法]

(1) 预备式。甲、乙两人相对站立,身体各部要求舒适、自然,平身正直,距离以两人向前平伸手臂、掌心相触为宜。

(2) 双方右脚各向前迈一步,在对方脚内侧下落,两脚内侧相对,相距约一横脚宽;同时互出右手,臂稍屈,手背相对,手腕交叉相粘搭;左手屈肘,置于身后腰部命门处,手背贴身;或左手自然下垂体侧,重心落于两腿之间。

(3) 甲右手向上向右向下转向左再向上,缠绕乙右手缓缓顺缠划一立圆,右腿随势前弓,左腿蹬直,重心前移;乙顺其势,右手用掤劲缓缓向左向下向右再向上,缓缓逆缠划一立圆,同时松髋坐腿,重心后移,呈前虚后实步,并向右拧腰,乘势化开甲缠绕之右手。

(4) 甲再用右手缠绕乙右手顺缠一圈,乙顺其势,松髋坐腿拧腰,用逆缠化开甲之右手,甲复再缠乙之手,乙再化开。

(5) 双方如动作(3)、(4)循环练习。

(6) 甲、乙两人手掌放下,收回两腿,身体还原成预备式。

(7) 左手练习方法同右手。

[动作要领]

(1) 双方在用顺缠绕臂时,上身不可过于前倾;坐化逆缠时应缩髋拧腰,身体不可后仰。

(2) 双方在缠绕时,都要用掤劲和松沉之劲。

(3) 圈要划得松柔圆展,手臂相粘,始终不可离开,速度均匀,动作要连绵不断,如环无端,不可僵硬顶抗。

第四节　双搭手基本粘推法

一、定步四正推手

[练习方法]

(1) 预备式。甲、乙两人相对站立,相对距离以对方两臂虚掌前伸,以腕背相接触为准。双方右脚向前方上步,两脚内侧相对,相距5～10 cm,双方身体重心位于两腿之间,右膝微屈,左膝略伸直;同时双方右手向前上屈臂掤于前胸处,腕背相贴,交叉相搭,左手掌轻扶于对方右肘部,目视对方。

(2) 乙右手承接甲右手之掤劲,身体后坐,将右臂向后上引,右手腕粘住甲右手腕内旋翻转,用掌心贴扶于甲右腕,左手扶于甲右肘部,顺甲右手之掤劲,重心后移,屈左腿,坐胯,两手向后上继续引甲之右臂。

(3) 甲随乙的捋势,右腿屈膝前弓,重心前移,以右前臂平挤向乙胸部,左手贴在右臂内侧辅助。同时,乙两手轻按于甲双肘部,将乙的捋势化解,乙顺甲之挤势,身体保持后坐之式,双手同时向前向下或向左右引按,使甲挤劲落空。

(4) 甲以掤劲承接乙之按势,重心后移,屈左腿,右臂向后上循弧线引为捋劲,乙以右手轻扶甲左腕,左手轻扶甲左肘部,向甲后上方成掤势,乙顺甲捋势,重心前移,右腿前弓,以左小臂平挤甲胸部形成挤势,甲重心前移,右腿屈膝前弓,双手向下、向前按乙右前臂形成按势,操作同上。

如此循环反复练习。以上推手基本动作练习,甲、乙左右手可互换运转方向,左右势可以交替进行。练习时要做到圆活连贯,上下相随,左右呼应,顺势走化,悉心体会掤、捋、挤、按四种技法的劲力、劲路变化和运用规律。

[动作要领]

(1) 相粘搭的两臂要松肩垂肘,两肘微屈。

(2) 身体保持中正,两腿前弓后坐,要虚实分清。

(3) 两手向前推按时,身不可过于前倾;向后坐化时,身体不可后仰。

(4) 双手推按时,要运用松沉之劲。

(5) 双手要松柔圆展,粘定吸定,速度均匀,动作要连绵不断,如环无端,不可僵硬顶抗,并保持协调一致,双方搭手保持粘连粘随,不可滑脱分离,形成断手。

(6) 注意力量、速度保持均匀,意识集中,不可分心。

二、定步四隅推手

[练习方法]

(1) 预备式同前。

（2）甲右手向乙胸前推按，左手扶乙右肘部，甲重心前移，右腿屈膝前弓，左膝伸直；乙右手腕背掤劲承接甲右掌，乙左手指腹轻扶甲之右肘，重心后移，左腿屈膝，右膝伸直，将甲右掌引、捋向躯干右下或右外侧，使其落空。

（3）当引至极限时，甲、乙双方均顺势翻转手掌，甲转右手使腕背侧承接乙之右手掌，左手指腹轻扶乙右肘，乙顺势将右掌置于甲右手腕上，左手指腹扶甲右肘，向甲胸前循弧线推按，重心前移，右腿屈膝前弓，左膝伸直；甲以右手掤劲，承接乙之来劲，右臂顺势回引，左手指腹轻扶于乙右肘部，重心后移，左腿屈膝后坐，将乙右手引、捋向躯干右下或右外侧，使其落空。

（4）如此循环反复练习。转换方式同"四正推手"，练习完毕，甲、乙两人手掌放下，收回两腿，身体还原成预备式。

［动作要领］

（1）相粘搭的两臂要松肩垂肘，两肘微屈。

（2）身体保持中正，两腿前弓、后坐，要虚实分清。

（3）两手向前推按时，身体不可过于前倾；向后坐时，身体不可后仰。

（4）双手推按时，要运用松沉之劲。

（5）双手要松柔圆展，粘定吸定，速度均匀，动作要连绵不断，如环无端，不可僵硬顶抗，并保持动作协调一致，双方搭手保持粘连粘随，不可滑脱分离，形成断手。

（6）注意力量、速度保持均匀，意识集中，不可分心。

本书配套数字教学资源

微信扫描二维码，加入推拿功法学读者交流圈，获取配套教学视频、学习课件、课后习题和沟通交流平台等板块内容，夯实基础知识

第七章 延年九转法

导学

本章介绍了延年九转法的源流、练习要领和基本练习法。通过学习,要求掌握延年九转法的九式基本练习法。

第一节 概　　述

延年九转法是以转摩脘腹为主的一种传统动功功种,共有九式,其中八个立式,一个坐式。本套功法着重在摩腹,采用转圈式按摩为主要手法。因为八种按摩方式,加上一种转摇上半身的动作,故名"九转法"。八个按摩法可在立式或平卧式中进行。延年九转法具有理气宽胸、和胃降逆、健脾润肠等作用,对呼吸系统、消化系统等疾病有良好的防治作用,临床上可指导患者习练此功法作为康复体疗方法。

一、延年九转法的源流

延年九转法系清初方开所编授,方开寿近百岁高龄,世称"方仙",故又有"方仙延年法"之称,后由叶至诜收辑在《颐身集》中。潘霨于清咸丰八年(1858年)将该功法收入其所编的《卫生要术》一书,改名为《却病延年法》。

《卫生要术》记载延年九转法原刻于清雍正十二年(1734年),有颜伟序:"余少多疾,药饵导引,凡可愈疾者,无不遍访,最后始识方君(方开)……乃语以延年九转法,其道妙合阴阳,中按节度,余循习行之,疾果渐减。后以此法语亲友中,病者无不试有奇效。"重刻于清道光二十年(1840年),有韩德元跋:"……惟于四十九岁,官树村汛时,奔走劳心太甚,致患失眠,迄今二十余年,遍访医方调治,竟未能愈。兹得朴之舟公所藏方仙延年法,朝夕定心闭目,调息守中,如法课之,作为性命之工,未及两月,患已若失,每晚课毕,竟能彻夜酣睡,次日精神爽朗,行数十里,脚力更觉轻健。于是将此法命子抄录数册,传与素识之患虚劳及停饮者,无不愈。"另有"全图说"一幅为按摩示意图,认为:"全图则理备,生化之微,更易见也……摩腹之法,以动化静,以静运动,合乎阴阳,顺乎五行,发其生机,神其变化,故能通和上下,分理阴阳,去旧生新,充实五脏,驱外感之诸邪,消内生之百症,补不足,泻有余,消长之道,妙应无穷,何须借药烧丹,自有却病延年之实效耳。"

二、延年九转法的练习要领

延年九转法中各式摩法操作时,要凝神调息,动作轻缓,用意深透。摇身法要动作舒缓,不可急摇,孕妇慎做。每日可分早、中、晚三次练习,清晨睡醒时作为早课,中午作为午课,晚上临睡作为晚课。一般要求空腹练功或食后2小时后练功。每日坚持早、晚两课,以三课为佳。

每课练习时,以前八式为一组。初学时,每课做三组;三日后,一课五组;再三日,一课七组。八式做完后,起坐,摇腰左右各二十一次。

第二节 基本练习法

一、第一式

[练习方法]两手示指、中指、环指按揉膻中穴,顺时针方向旋转二十一次(图7-1)。

[古籍原文]《卫生要术》:"以两手中三指按心窝,由左顺摩圆转二十一次。"

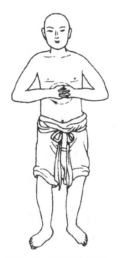 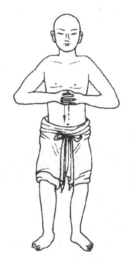

图7-1 延年九转法1   图7-2 延年九转法2

二、第二式

[练习方法]两手示指、中指、环指从膻中穴顺时针方向按摩,边摩边移动,沿任脉而下,按摩到耻骨联合部(图7-2)。

[古籍原文]《卫生要术》:"以两手中三指由心窝顺摩而下,且摩且走,摩至脐下高骨为度。"

三、第三式

[练习方法]两手示指、中指、环指分别从耻骨联合部两边,沿胃经边摩边移动向上,左手逆时针方向按摩,右手顺时针方向按摩,两手按摩到肋骨时向内回到膻中穴(图7-3)。

[古籍原文]《卫生要术》:"以两手中三指,由高骨处向两边分摩而上,且摩且走,摩至心窝,两手交接为度。"

四、第四式

[练习方法]两手示指、中指、环指从膻中穴,沿任脉向下直推至耻骨联合部,操作二十一次(图7-4)。

[古籍原文]《卫生要术》:"以两手中三指,由心窝向下,直推至高骨二十一次。"

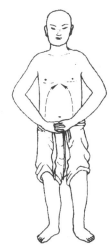

图7-3 延年九转法3

五、第五式

[练习方法]左手叉腰或按髋,右手掌以肚脐为中心,顺时针方向摩腹二十一次(图7-5)。

[古籍原文]《卫生要术》:"以右手由左绕摩脐腹二十一次。"

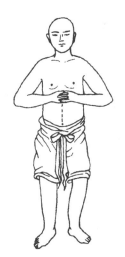 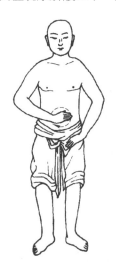 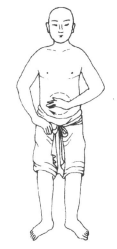

图7-4 延年九转法4　　　图7-5 延年九转法5　　　图7-6 延年九转法6

六、第六式

[练习方法]右手叉腰或按髋,左手掌以肚脐为中心,逆时针方向摩腹二十一次(图7-6)。

[古籍原文]《卫生要术》:"以左手由左绕摩脐腹二十一次。"

七、第七式

[练习方法]左手叉腰,拇指向前,四指向后,轻轻捏住腰部筋肉。右手示指、中指、环指从左乳下,沿脾经向下顺时针方向按摩,直至腹股沟,操作二十一次(图7-7)。

[古籍原文]《卫生要术》："以左手将左边软肋下腰肾处,大指向前,四指托后,轻捏定,用右手中三指,自左乳下直推至腿夹二十一次。"

八、第八式

[练习方法]右手叉腰,拇指向前,四指向后,轻轻捏住腰部筋肉。左手示指、中指、环指从右乳下,沿脾经向下逆时针方向按摩,直至腹股沟,操作二十一次(图7-8)。

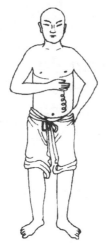

图7-7 延年九转法7

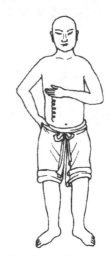

图7-8 延年九转法8

[古籍原文]《卫生要术》："以右手将右边软肋下腰肾处,大指向前,四指托后,轻捏定,用左手中三指,自右乳下直推至腿夹二十一次。"

九、第九式

[练习方法]自然盘坐,两手掌按在两膝上,十指轻用力按住膝关节;脚趾轻用力屈曲。顺时针方向和逆时针方向转腰各二十一次。摇腰幅度由小到大,动作舒缓(图7-9)。

[古籍原文]《卫生要术》："推毕,遂趺坐,以两手大指押子纹,四指拳屈,分按两膝上。两足十指亦稍钩曲,将胸自左转前,由右归后摇转二十一次。毕,又照前自右摇转二十一次。前法如摇身向左,即将胸肩摇出左膝,向前,即摇伏膝上,向右即摇出右膝,向前即弓腰后撤。总以摇转满足为妙,不可急摇,休使著力。"

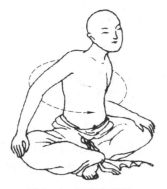

图7-9 延年九转法9

主要参考书目

[1] 周信文.推拿功法学[M].上海：上海科学技术出版社,2001.

[2] 吕立江.推拿功法学[M].北京：中国中医药出版社,2016.

[3] 严隽陶.推拿学[M].北京：中国中医药出版社,2003.

[4] 曹仁发.推拿功法与治病[M].上海：上海科学技术文献出版社,1992.

[5] 丁季峰.推拿大成[M].郑州：河南科学技术出版社,1994.